镶牙的秘密

一线口腔专家带你一探镶牙的秘密
从此镶牙不花冤枉钱，免受冤枉罪

宋光保　主编

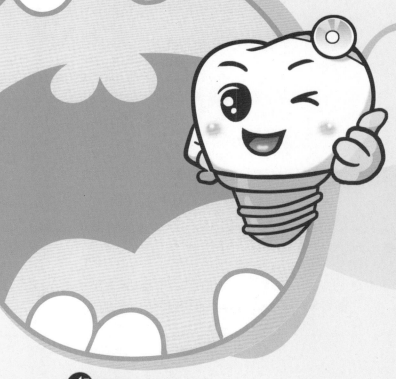

 中国出版集团有限公司
 世界图书出版公司
广州·上海·西安·北京

图书在版编目（ＣＩＰ）数据

镶牙的秘密 / 宋光保主编. -- 广州 ： 世界图书出版广东有限公司，2023.6
ISBN 978-7-5192-9413-7

Ⅰ．①镶… Ⅱ．①宋… Ⅲ．①镶牙－基本知识 Ⅳ.①R781.05

中国国家版本馆 CIP 数据核字(2023)第 100300 号

书　　名	镶牙的秘密	
	XIANGYA DE MIMI	
编　　者	宋光保	
策划编辑	黄庆妍	
责任编辑	刘　旭	
装帧设计	青　玄	
出版发行	世界图书出版有限公司　世界图书出版广东有限公司	
地　　址	广州市海珠区新港西路大江冲 25 号	
邮　　编	510300	
电　　话	020-84460408	
网　　址	http://www.gdst.com.cn	
邮　　箱	wpc_gdst@163.com	
经　　销	新华书店	
印　　刷	佛山市华禹彩印有限公司	
开　　本	787 mm ×1 092 mm　1/16	
印　　张	10	
字　　数	166 千字	
版　　次	2023 年 6 月第 1 版　2023 年 6 月第 1 次印刷	
国际书号	ISBN 978-7-5192-9413-7	
定　　价	66.00 元	

本书编委会

主　　编　宋光保

　　博士，主任医师，教授，南方医科大学口腔医院特诊中心主任，中华口腔医学会口腔修复学专业委员会常委，广东省口腔医学会口腔种植学专业委员会常委，广东省口腔医学会口腔修复学专业委员会常委，广东省医学会行为与心身医学分会副主任委员，广东省医院协会口腔数字化材料技术管理专业委员会副主任委员，广东省医学教育协会口腔种植学专业委员会副主任委员。1998年毕业于上海第二医科大学，主要从事口腔种植与修复的临床、科研及教学工作，在口腔修复、口腔种植领域积累了丰富的临床经验，对口腔修复相关临床及工艺技术有较深入的研究，非常关注口腔疾病与康复有关的人文、行为以及社会等因素。本科普书的组织思想是结合专业角度与大众化认知对口腔修复与种植进行解读，同时也表达作者对口腔医学职业精神与职业良知的思考。

编委会成员

申　俊　博士，南方医科大学口腔医院特诊中心，主任医师

管东华　博士，南方医科大学口腔医院，主任医师

张　扬　南方医科大学口腔医院特诊中心，主任医师

庄最新　南方医科大学口腔医院特诊中心，主任医师

石　勇　南方医科大学口腔医院特诊中心，副主任医师

黄建生　广州莲之花口腔医疗门诊部，教授

邵龙泉　南方医科大学口腔医院，教授

徐淑兰　南方医科大学口腔医院，教授

王亚敏　南方医科大学口腔医院牙周科，主治医师

陈　琨　江西省赣州市人民医院口腔科，主治医师

于婷婷　广东省中山市人民医院种植科，主治医师

苏英敏　博士，日本大阪齿科大学，副教授

刀俊峰　南方医科大学口腔医院修复科，主治医师

信　琪　山东省高唐县人民医院口腔科，主治医师

陈祈月　南方医科大学口腔医院特诊中心，主治医师

叶慧铭　南方医科大学口腔医院盘福院区护士长，副主任护师

李智敏　南方医科大学口腔医院盘福院区，主管护师

郑　晖　南方医科大学口腔医院特诊中心，主管护师

曾　艳　南方医科大学口腔医院特诊中心护士长，主管护师

徐　琳　南方医科大学口腔医院特诊中心，主管护师

张阳晴　南方医科大学口腔医院特诊中心，主管护师

袁艳波　昆明市第一人民医院口腔科，副主任医师

陈　光　深圳市第二人民医院口腔科，副主任医师

刘洪臣　中国人民解放军总医院口腔医学中心，教授

张修银　上海交通大学医学院附属第九人民医院口腔修复科，教授

万乾炳　四川大学华西口腔医院口腔修复科，教授

秘　　书	陈祈月　张阳晴

插　　图	李泰成

审　　校	刘洪臣　欧　尧　张修银　万乾炳

致　谢

　　本书是广州市海珠区科技工业商务和信息化局支持项目，历时5年才完成。非常感谢广州市海珠区科技工业商务和信息化局在经费和时间上的大力支持，我心在书中。

宋光保

推荐序

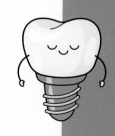

　　宋光保教授是一位资深的口腔修复医学专家。他编著的《镶牙的秘密》一书，从牙齿缺失的原因、缺失后对健康的影响、镶牙的不同选择以及镶牙后的口腔卫生与保健四个方面，阐述了镶牙中应该注意的问题。该书图文并茂，内容详实，既专业性强，又通俗易懂，娓娓道来，阅后令人受益匪浅，有较强的知识性、实用性和普及性，可帮助读者更好地了解镶牙的相关专业知识，是一部不可多得的关于镶牙的科普知识读物。

　　　　　　　　　　　　欧尧（广东省民营牙科协会会长）

　　　　　　　　　　　　2021.12 于广州

编者序一

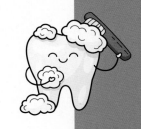

在我国，镶牙在人们日常生活中已相当普及。40年前的镶牙以活动牙方式为主，不锈钢固定桥方式为辅；30年前烤瓷牙渐渐取代不锈钢牙；20年前种植牙开始进入国内；到现在，种植牙已经非常普及。但人们在如何选择镶牙方法、材质及如何保护好口腔健康上常常缺乏必要的认知，甚至经常忽略这些问题。所以提高人们这方面的认知非常有必要。

笔者很久以前就萌生了要编写一部镶牙方面的科普书的念头，其初衷一方面是增强大家保护牙齿的意识，另一方面也希望能提高缺失牙齿的人们对镶牙的认知。目前，有关镶牙的科普书相对较少，特别是集镶牙知识与镶牙文化于一体的书更少。镶牙实际上不是简单的专业问题，还涉及社会、人文以及经济等方方面面的问题。这本书是笔者花了近5年时间编写而成的，书中的很多观点是笔者通过多年实践提炼出来的，涉及专业内外多方面的问题，对提高大众镶牙认知有帮助，同时对临床工作也应该有一定的借鉴作用。

本书的文化轴心是致良知①，良知可以理解为医者的本心，一个口腔医学工作者的职业良知；也可以理解为人与生俱来的内心意识。本书始终建立在普及口腔健康常识的基础上对镶牙文化进行理解与诠释，超越了形而下的镶牙活动。在阅读本书时，读者需要在一定的时空跨度上思考，切不可局限、静止地理解笔者的初衷。在思维

---

① 致良知：明代王守仁提出的道德修养方法。"致"是兼知兼行的过程；"良知"，既是道德意识，也指最高本体。"致良知"即是在实际行动中实现良知，知行合一。

上，可以发散地读书。书本并非让人们的思想固化或止步，而是启发或唤醒人们去格物。当读者与笔者思想共鸣时，书已不再是书，应该是笔者与读者的共同的天理，即良知。

是为序！

刘洪臣

2019.1 于北京

编者序二

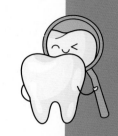

　　人一辈子要遇到的事情很多，喜悦的或忧伤的，偶然的或必然的，想发生的或是不想发生的。换牙应是普遍的儿时记忆，一颗乳牙在嘴巴里晃悠好几天，而后不知不觉地松脱掉落就好像瓜熟落地，偶尔也有乳牙需要牙医借助牙钳拔除，那种恐惧与疼痛犹在昨日。即便成年之后，拔牙也是很多人不愿面对的事，但实际上人们拔牙的发生率几乎为100％。于是，镶牙自然就是每个人不得不面对的事情了。

　　镶牙是一个古老的话题。最早开始使用假牙的是3500年前的埃及人，到公元前7世纪，伊特鲁里亚人和罗马人开始制造假牙，他们用黄金来做基板，再用骨头或象牙做成假牙并装在基板上。而在中国，汉朝张仲景在《金匮要略》中记载了"以药烙之"的补牙方法，唐朝颁行的药典《新修本草》记载了汞合金填充龋洞法；宋朝时期出现了镶假牙的专业医生，所用材料有象牙、牛骨，还有坚硬的檀香。直到18世纪，人类才做出了第一颗陶瓷牙。历史上，假牙一直都是权贵专属的奢侈品；而当今社会，镶牙在大众中已相当普及。

　　在我国，从事镶牙的人既可能有现代正规的医学教育背景，也可能源自坊间师徒传承。随着社会的进步，人们对口腔健康与完整性越来越重视，镶牙不再只属于权贵，它已经渗透到社会各阶层，成了社会生活的一部分。镶牙行业也随之涉及医学、社会、人文及经济等领域。本书将分4个部分解读镶牙的相关知识。第一部分是基本知识篇，主要介绍镶牙的基本知识和一些名词术语，如牙釉质发育不良、烤瓷牙基牙等，以便后文在解释一些专业问题时减少赘述，有助于读者阅读理解。读者可在此部分基本了解到镶牙的材料、种类，以及镶牙的各种方法。第二部分是人文现象篇，内容是有关镶牙的人文与行为分析。镶牙不仅是出于基本咀嚼功能需求，还涉及发音、形象，甚至社会交往、社会地位等问题，其活动具有社会属性，可作为社会学研究的一部分。人文是人类社会的血液，有温度、有营养、有类别。行为研究是研究与健康或疾病相关的行为习惯，以及如何在诊治活动贯以行为矫正。笔者意在以行为研究结合人文的温度，促进健康行为培养，从而提升社会整体口腔健康水平。第三部分是认知问题篇，作者针对镶牙中常见的认知问题进行解答，主要包括镶牙方式、方案的选择，以及可能出现的一些问题。比如最常见的问题是种植牙能用多久，最容易被忽略的问题是一些习惯思维，如假牙不适忍一下，过几天就好了。让读者获得正确的认知是本书的目的，也是本书的灵魂。行为可以趋同而思维不可苟同，独立的思维是少犯错误的基本准则。一般人不愿意承认自己的错误，也不会反思自己的行为是否正确。这部分的内容有独立的思想，但更多的是希望读者体会到健康行为的重要性。第四部分是预防保健篇，主要讲镶牙的维护和日常的口腔保健，如固定镶牙后经常出现食物嵌塞、咀嚼酸痛及口腔异味，活动义齿的清洁，与基牙松动、戴不稳等问题的处理。

镶牙中的问题与所处的时代有关，镶牙可以映射时代特征，不同时代镶牙的方法、材料及工艺等有差异。当前时代选择种植牙的比较普遍，本书的主要篇幅也是讨论种植牙相关的问题，很多观点是个人的认识，可能存在不足与争议，欢迎广大读者提出宝贵意见。

宋光保

2020年6月于广州

目 录 CONTENTS

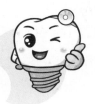

Part 2 / 人文现象篇　　45

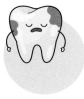

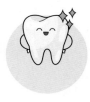

Part 4 / 预防保健篇　　　　　123

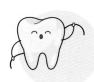

Part 1

基本知识篇

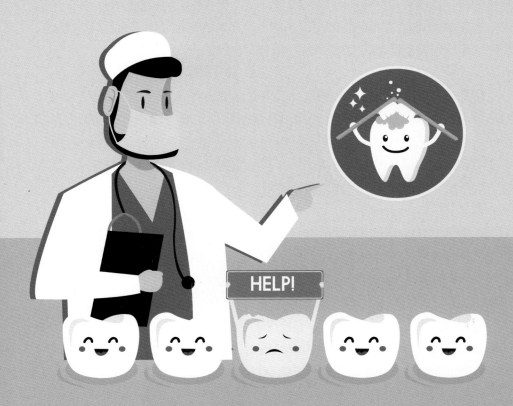

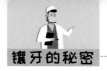

1.1 常见名词

龋齿： 俗称"蛀牙"，即牙齿表面硬组织由于细菌及口腔环境等因素导致腐烂，表现为牙齿上有腐烂的洞，容易藏食物，且发臭。龋齿一般用补牙材料修补即可。目前常用的补牙材料是树脂，以往用的银汞材料已停用。较大的龋齿一般用嵌体修补。儿童时期窝沟封闭[①]对预防龋齿发生有重要作用。当然，良好的刷牙习惯和咀嚼习惯对预防龋齿也非常关键。

基牙： 用于支持固定桥或辅助固位活动牙的天然牙。固定桥的基牙常常需要把牙齿的表面打磨掉 1~2 mm 厚的牙体组织，这是为套在其上的牙冠预留空间，以保持牙的大小基本一样。活动牙的基牙一般不需要磨除太多牙体组织，只要活动牙的卡环（俗称"钢丝钩"）、卡抱或者其他辅助装置能安装在上面即可。实际上，种植牙也可以作为基牙使用。

死髓牙： 牙髓（牙齿里面的神经组织和血管系统）坏死后的牙齿。因死髓牙失去神经支配和血液供应，其坏死组织分解产物会对根尖周围组织造成伤害，引起根尖周围炎症反应。死髓牙常规治疗就是根管治疗。

根管治疗： 又称"堵牙根"，是把牙髓腔和根管内坏死或病变的牙髓组织清除干净后用一种充填材料填塞的治疗方式。经过根管治疗后的牙齿无血液营养，牙体组织会变脆，常常用烤瓷牙套保护。

[①]窝沟封闭：用高分子材料把牙齿的窝沟填平，使牙面变得光滑易清洁，能够阻止致龋菌及酸性代谢产物对牙体的侵蚀。

烤瓷牙：将瓷粉熔化烤附在金属或瓷基底上，前者制成的就是金属烤瓷牙，后者则是全瓷牙。金属烤瓷牙根据金属的不同，又分为钴铬合金烤瓷牙、钯基合金烤瓷牙及金合金烤瓷牙等。全瓷牙根据成分分为玻璃陶瓷、氧化铝陶瓷、氧化锆陶瓷、羟基磷灰石陶瓷和长石质陶瓷等，前三者最常见。

活动牙：或称活动假牙、活动义齿，常被称为"塑料牙"。是可以自行取戴的假牙，一般用金属或塑料卡环固位，也有用球帽、太极扣或磁铁等固位的。以往的活动牙（局部）常由天然牙辅助固位，如今已有用种植牙辅助固位的了。以往的全口托牙没有天然牙或种植牙辅助固位，需要靠唾液黏附、封闭负压和内外肌肉力量平衡固位，其固位力相对较弱；如今的全口托牙可以借助种植体辅助固位，固位力大大提高。这种由天然牙或种植牙辅助固位的活动牙又称为覆盖义齿，目前较普遍的是球帽、太极扣和切削杆等固位方式。相对而言，卡环固位远期效果较差，但比较经济。

固定桥：最常见的固定桥是用缺牙处的前后2颗牙作为基牙与人工牙固定在一起，类似于架桥一样；由此演变的利用多个天然牙固定人工牙的方式都称为固定桥。固定桥的材料既可以是全金属，也可以是金属烤瓷或全瓷等。种植牙可以作为基牙进行固定桥修复。固定桥因为要磨损天然牙而逐渐被种植牙取代。

种植牙：将钛类材料或其他类人工生物材料植入上下牙床内，再在其上部安装的假牙。种植牙一般分3个部分：种植体、基台及种植牙冠。基台是连接种植体与种植牙冠的部件，基台与种植体连接方式是螺丝固位，基台与种植牙冠的连接方式是螺丝固位或者粘接剂粘接。

不良修复体：指不符合大学教科书中某些理论制作的假牙，主要是早期的不锈钢长桥，被认为基牙太少，不符合力学原则。但从临床观察来看，这些长桥使用的时间还是很长的，临床效果并不比按书本要求制作的长桥效果差多少。其中原因在于，一方面，这些力学原则多半是一种假设；另一方面，骨的生物力学性能也不太清楚，同时，牙周组织的状态、牙根的状态等也影响修复体的使用寿命。个人不推崇使用不良修复体这一名词，它可能带来不必要的矛盾。当一个医生用不良修复体定义另一个医生的工作时，矛盾自然产生。

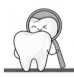

1.2 说说一颗牙齿的生命轨迹

天然牙分为乳牙和恒牙。一般而言，乳牙从婴儿6个月左右开始萌出，2.5岁左右长齐，6~7岁开始被恒牙替换，12岁左右替换完成。

乳牙在整个生命周期中存在的时间有限，其生命轨迹简单。乳牙最常出现的问题是龋坏，婴幼儿牙齿拥挤、卫生习惯不良是导致龋坏的主要原因。龋坏后的乳牙经简单处理，一般不用镶上牙套，只需要补牙即可。当乳牙破坏严重时，则需要用牙套保持牙弓空间。而恒牙没有这样简单，恒牙龋坏后，最早的治疗是充填材料修补；当龋坏破坏牙神经致牙根尖炎症时需要根管治疗，经过根管治疗的牙根常常要用牙套保护起来，这个时候是用部分牙套还是全部套保护就很关键。如果牙体缺损不大，建议用嵌体或部分冠的修复方式镶牙；如果牙体缺损大，才考虑用全冠修复。目前，全冠修复的方式较普遍，医学上认为全套牙冠可以避免牙齿裂开，但过早使用全套牙冠也增加了牙齿的咀嚼强度，增加了继发龋可能，缩短了牙齿生存时间。一般而言，牙齿的生存轨迹应是从充填、部分冠、全冠、桩冠、桩核冠到覆盖义齿基牙的一系列过程，牙齿的最后一站是作为覆盖义齿基牙。但并不是每颗牙都会走过这一轨迹，要根据具体情况决定牙齿的保留或拔除。

另外，牙齿本身完整，但因为遗传或其他不确定因素导致其过早松动，松动明显，不能行使咀嚼功能，没有保留价值，那么这种情况下牙齿会过早拔除。遗传性牙齿松动个体在30岁左右全口牙齿就基本要拔掉，同时伴有牙槽骨明显吸收（图1.2.1~1.2.2）。同样，患有遗传性疾病或孕母服用四环素类药物也可导致儿童牙齿结构发育不良，这样的牙齿非常脆弱，有的患者不到成年，牙齿就基本磨耗到牙根（图1.2.3）。另外，还有因外伤而致牙齿脱落或破坏的，则由医生根据不同情况对牙齿采用适应患者年龄的治疗方案。可见，每一颗牙齿都有着不同的命运。

一颗健康的牙齿可以终身拥有，一颗健康的牙齿也会有一定的磨耗，到老年还存在的牙齿的表面应该是平的（图1.2.4）。建议平时的饮食不要太软，牙齿是最硬的人体组织，但不经常得到硬质食物的锻炼也是不行的。人体的结构、机能及功能时刻在改建、协调与适应中，医学干预往往滞后，因此，提高人群的健康认知水平对保护口腔健康非常重要，这不仅仅需要普罗大众的接受，也需要医务工作者的推广。

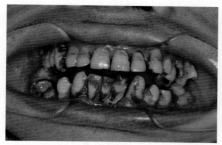

图1.2.1　33岁男性，全口严重牙周炎，有家族史

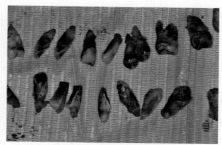

图1.2.2　患者的牙齿拔除后可见牙齿卫生极差，牙根形态异常

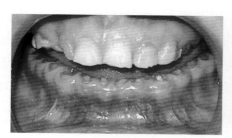

图1.2.3　遗传学乳光牙，患者28岁时牙冠基本磨耗完

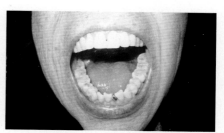

图1.2.4　85岁老太牙列完整，牙齿表面已磨平

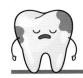

1.3 牙痛仅仅是痛那么回事吗？

每个人都会有心情不畅、焦虑或烦躁的时候，其中有一个原因很容易被忽略，那就是我们的牙齿出了问题。牙痛会影响我们的情绪反应，而其又与心血管疾病有很强的关联性，这可能与牙齿对血液循环系统比较敏感有关。

有这样一个病例：一位29岁的医生，牙痛几天却没有重视，他可能认为痛几天就好了而忽视了身体的变化，几天后便发生全身感染致败血症，最后心、肾衰竭而死。令闻者唏嘘。其实，牙痛是一个重要的信号，口腔感染或全身亚健康状态，是有可能致命的。

"痛"是一种保护性反应，不少人意识不到身体的示警，认为挺一挺就过去了。实际上"挺"的过程中身体启动了修复机能，可能99%的人可以通过自身机能的激发恢复，但只要有1%的人不能自我修复，后果将非常可怕。人体有强大的自反馈、自修复系统，其突破口以信号表达，信号本身不一定是致命的，就像牙齿是信号窗口，但牙痛不致命，致命的是心肾衰竭。信号作用很容易被忽略，或者被错误地认为是一种局部的疾病反应。疼痛的信号作用一定要引起重视，做到早发现、早治疗，尽早把握恢复健康的机会。

牙齿与全身健康有着密切联系，牙齿不适可能是全身某个部分出了毛病。牙齿出现松动是口腔内较为常见的症状，可从以下方面排查病因。首先，可考虑全身血糖是否正常。糖尿病患者牙周状况往往不好，牙齿容易松动、无力、敏感。其次，经常熬夜、过度疲劳、不良饮食习惯等可导致身体抵抗力下降。一旦全身抵抗力下降，寄生在身体的细菌会迅速扩增，从而打破宿主与寄生菌的平衡关系，导致身体的伤害，易被感知的是牙龈肿胀化脓，而难被感知的是牙槽骨的萎缩。

　　牙齿从发育开始就受全身因素影响，这些因素可以是遗传性的，也可以是母体获得性的。遗传性的包括牙齿结构发育不良性病变，母体获得性的包括先天性四环素牙、先天性梅毒牙等。口腔有时候就是全身健康的窗口，全身系统疾病在口腔内多有表现。中医的诊治很多是靠观察口腔内黏膜、舌苔等变化而判断全身疾病情况的。当然，口腔疾病也会对全身健康造成影响，口腔内细菌、病毒环境复杂，其生态系统本身及其代谢产物通过消化道进入人体产生影响，"病从口入"是有一定的道理的。牙齿不适，也会影响情绪，有时情绪不稳定，容易发火或者脾气差，可能是牙齿的咬合或关节出了问题，及时的治疗有助于改善病情，恢复身心健康。

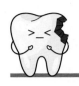

1.4 牙掉了怪小时候啃了骨头吗？

有位患者过来种牙，见面就说他的牙太糟糕了，是小时候啃骨头太多了。这种说法虽然是笔者第一次听说，但应该有不少人这么想过。

牙齿掉落最常见的原因是牙周病，牙周病的主要表现是牙齿松动、牙龈红肿、牙龈化脓。一般人只注意到牙龈出血后的牙齿松动，然而牙周病的病因非常复杂，既有身体系统的，也有口腔局部的。全身疾病可以引起口腔的破坏；口腔的疾病也可以引发全身疾病。随着年龄增加，身体的疾病开始表现出各种症状，牙齿的病变，也许是全身疾病的一个信号。当一个人特别疲劳或平时所说的容易上火的时候，牙齿就表现为疼痛，牙龈就表现为出血等症状。口腔病变与全身病变的关系还不太清楚，但至少可以认为相互之间的关系是密切、双向的。啃骨头，不应该作为牙齿松动的原因；相反，啃骨头可以加强口颌系统功能，在一定意义上加强了牙周健康。当然，任何事物都讲究一个度，过犹不及。过早的、大范围的牙齿松动多为遗传性疾病，对于这类情况，要及早加强预防保健，延缓牙齿过早脱落。

适当地咀嚼一些硬一点的食物是必须的。如果为小孩子选择的食物太精细，那么会使其上下颌骨得不到适当的力量刺激。当下很多家长特别溺爱孩子，很怕孩子吃点硬一点的食物。实际上，牙齿与颌骨也是需要锻炼的，颌骨的锻炼就是靠日常咀嚼较硬的食物，当颌骨发育好了，牙齿生长就有足够的空间，否则，牙齿就可能出现拥挤情况。显而易见，拥挤的牙齿容易龋齿。适当的咀嚼力量可以保持牙齿的清洁和牙齿结构的强化，从而进一步刺激颌骨的健康，因此，适当地吃一些硬质食物是必要的，五谷杂粮，一样也不能少。但任何事物都具有两面性，把握尺寸方得始终。

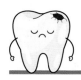

1.5 什么情况下牙该拔掉？

牙齿的主要功能是咀嚼食物，还有保持美观、辅助发音等功能。该拔的牙是指没有实用功能且没有治疗意义的病牙。最常见的就是"智慧牙"，可因对颌牙缺失而过度长长（图1.5.1）。它不仅没有实用功能，而且还容易嵌塞食物。其次，就是伴有严重牙周病的牙齿。这些牙齿周围有很多脓，口腔异味非常明显，但时间久了个人很容易忽略，常常因为周围人的感受而被重视。

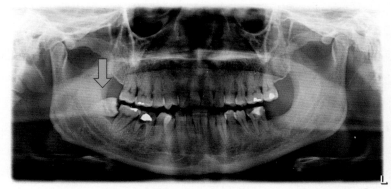

图1.5.1　箭头所指为右下智慧牙，没有及时拔除导致其前面的牙远中[①]破坏

牙齿可分为牙冠和牙根2个部分，如果牙冠部分龋坏或者折裂，余下的牙根部分称为残根。残根是牙齿存留的一个阶段性状态，有的残根可以作为固定牙的基础或活动牙的支撑受力点，有的残根没有利用价值则需要拔除。从去留

①远中：指离面部中线较远的方向。反之，则称"近中"。

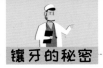

原则而言，尽量保留。确定残根去留至少考虑2个方面的因素：

（1）残根本身状况，包括质地、长短、根尖状况等。保留一颗残根牙面临的风险比较大，残根牙的破坏程度是很难估计的，特别是对于伤及牙根或牙槽骨的情况，牙根一旦有隐裂，其强度就大大降低，容易折裂。所以，在处理残根牙时一定要有风险承受能力，不能期望过高。残根利用的价值是有限的，不建议花很多的钱治疗，可以简单化处理。当然，残根的状态不一样，利用的价值也不一样，牙体组织是否腐化或腐化的程度对残根的利用影响很大。

（2）个人情况，包括身心健康的状态、年龄及阶段性需求。相对而言，年龄大的人其残根保留使用的时间比较短，因为牙齿会随年龄增加而变脆。对于一颗残根牙是否保留，年龄因素很重要。年轻人尽量保留残根牙，避免过早使用种植牙。

在残根去留问题上，应相对保守，医患双方多沟通，对可能出现的问题有一定认识和心理准备，减少双方沟通盲区。一般而言，青少年外伤所致折裂牙，特别是上前牙，应尽可能保留；意外咬伤所致折裂牙，保留价值相对而言少一些，因为这些牙体组织相对脆弱，隐形损伤较为广泛；由于长期龋损所致残根保留价值也不大，其牙体强度较弱，易进一步导致根折。

一颗折断的牙齿可能暂时丧失咀嚼功能，但如果折断的牙齿可以通过修复材料或者烤瓷牙冠来恢复牙齿的形态以恢复咀嚼功能，那么这样的牙齿就不要拔除。松动的牙齿在牙周支持治疗取得效果后也可以通过烤瓷桥或者粘接材料联合在一起加强稳定性，达到恢复咀嚼功能的目的。随着技术进步和材料工艺的提升，传统认为不能保留的牙也可能可以有限保留。保留一颗患牙需要完善的口腔治疗，也需要患者良好的卫生习惯和生活习惯支持，否则，远期效果很差。

拔牙适应证因人而异，这里所说的"人"，既可以指病人，也可以指医生。病人要求不同，忍受力也不同；医生认识不同，技术也不同。由此，一颗牙的命运也就不同。在实际工作中，既要保留一颗还有使用价值的牙，也要避免过度保留而"劳身伤财"。作为患者，多听听专业意见对治疗与康复有重要作用。但即使医学上支持的拔牙情况也要尊重患者的主观意愿，笔者认为判断一颗牙是否需要拔除是医学认知，决定是否保留一颗牙是个人意志。医学是一门实践科学，只有通过临床严密的循证医学的证实，广泛的数据分析，才应用于临床治疗。对一个具体的个例而言，很多因素会影响治疗效果，差异性永远存在，所以医生的判断虽然基于经验，但结果有时也在意料之外。

另外一个拔牙的重要原因是牙齿松动。造成牙齿松动的原因很多，如咬合创伤、生活工作压力大、激素水平改变以及牙周疾病等。牙齿松动最常见的原因是牙周疾病，大多在35岁之后出现，50岁到60岁牙齿基本掉完，有些遗传性疾病导致牙齿过早松动，大约30岁就开始出现。对于有家族史的牙齿松动，患者要特别注意口腔保健，最好早点看医生，听取这方面专家的意见。牙周病早期干预疗效大都令人满意，患者不要急于拔除松动牙。

松动牙经过系统牙周治疗后，可选择树脂夹板增强固位或用烤瓷联冠方式将多个松动牙连在一起。松动牙的功能较差，一般像花生之类的食物都难以咬碎，而一旦将松动牙联成一个整体时，常常可恢复咀嚼功能到可咬碎花生等中等硬度的食物。松动牙树脂夹板使用时间一般不长，大约2年；而烤瓷夹板使用时间较长，一般在5年以上。有些患者轻易选择拔牙是很可惜的，应尽量保留自身天然牙，让天然牙的使用效率最大化。当然，对于没有治疗意义的松动牙，还是及早拔除为宜。

有这样一位患者，他有一颗牙很松了也不想拔掉，显然，这颗牙很久以前就松了，而且是需要拔除的，但他说以前一直在某位很有名气的牙医那里保健，那位医生一直为他做保守治疗。其实，那位医生只是在满足患者的要求而治疗。这颗牙牙根周围的牙槽骨已在慢性炎症的持续作用下严重吸收。当这颗松动牙拔除时，牙根周围完全没有骨支持了，出现了非常大的拔牙窝洞，而且充满了炎性肉芽组织。这种拖延不拔除的做法不仅破坏了牙槽骨，也给后续治疗带来了很大的困难。所以，若牙齿松动，千万不要等到牙齿自然脱落，这样的过程对身体是不利的。

松动牙处理方法是有限的，结果是不尽如人意的，治疗中很重要的一个方面是要针对牙齿松动的原因做出相应的调整或者治疗。特别是遗传易感的人群，需要结合牙周治疗，并从生活方式、工作状态等多方面着手，尽量避免事态向不良方向发展。

1.6 拔牙前需要了解哪些东西？

拔牙前先要了解的自身身体状况，特别是患有严重心血管疾病、免疫性疾病、肿瘤以及各种基础性代谢性疾病的患者，口腔局部情况也很重要。虽然医生会进行全面检查，但患者不能隐瞒病情。对具体病例而言，不同的医生认知不一样，而且，不同专业的医生对牙齿保留处理的方案也不同，所以，拔牙前，特别是种植前拔牙需要多听不同专业的牙医意见。如果你倾向于拔牙后进行种植牙修复，那么可在拔牙前认真咨询几个医生，这里你可以至少获得3个关键信息：①拔牙的时机对不对，是否可以拔牙后即刻种牙？②这颗即将要拔除的牙齿是否还有其他利用价值？③拔牙的技术要求，医生拔牙的水平和可能的风险。这3个信息之所以重要是因为它们对一个种植牙的功能、美观以及长期稳定性是非常重要的。拔牙与种牙有很大的关系，必须重视拔牙。

首先，分析一下拔牙对种牙时机的影响。以往一般认为拔牙后要等3~6个月才能种植，但随着种牙材料和技术的进步，即刻种植（拔牙时同时植入种植体）和早期种植（拔牙后1~2月植入种植体）有利于缩短治疗时间和减少就诊次数。因为拔牙数月后牙槽骨会吸收，牙龈会塌陷，这样会给种植增加难度和风险，即刻种植在某些特定情况下更好。所以，如果选择即刻种植，就要求医生拔牙、种牙一次性完成。

其次，有时被判定不能保留的牙齿可能还有非常重要的作用，尤其是对即刻种植而言，包括：①可以利用它制作种植导板以引导种植牙根植入最佳的位置和方向；②可以调改或复制后作为临时牙，防止牙齿拔除后因牙缺失而影响美观；③可以作为种植牙外形和颜色的参考，尽可能地恢复牙齿原本的样子。

再次，种植牙对拔牙的技术是有要求的，需要尽量减少手术创伤、保留更多的牙槽骨及牙龈组织、评估和处理拔牙创口等等，这些都直接影响着种植牙的成功率。如果处理不到位，虽然大多数情况可以通过一些材料和技术来弥补，但是可能会增加种植的风险、延长治疗时间、增加治疗费用。

　　患者拔牙前多了解一些专业意见，既是对自己牙齿负责任的态度，也是为了尽量避免医患认知的局限性。牙齿治疗多具有选择性，其治疗方法、材料的选择等都具有多样性，有点像买东西，所以多比较、多思考是有益的。

1.7 拔牙后可以马上镶牙吗?

拔牙后镶牙理所当然,恢复咀嚼、美观和语言功能是基本要求。但这好比建房子,打好地基是起高楼的基础,镶牙同样需要以健康的口腔环境为基础。那么,是否患者拔牙后都有条件或必要马上镶牙?

对于局部拔牙的情况,如果是后牙,可以暂缓镶牙,等拔牙后3~6个月拔牙处牙床长好后再镶牙;若为前牙,因为影响美观,则可以镶上临时牙。如果上颌或下颌牙齿或者单颌牙齿全部拔出后,面临咬合功能丧失,则有强烈的恢复要求,应尽量恢复咀嚼功能。因为镶牙不仅仅是缺失牙的恢复,还与邻牙或全口腔发生关联,所以口腔的健康状况也需要考虑。比方说,有牙周炎的患者镶牙前需要进行系统的牙周治疗,清除牙结石,控制炎症。因为口内的牙结石及红肿的牙龈都会影响印模的精准性,从而影响修复效果;有龋齿的患者,则首先该补的补,该杀神经的杀神经,特别是一些可能用作修复搭桥的牙齿或需要包套的牙齿,一定要确保牙齿本身的健康,然后才能镶牙;另外,如果有不能保留、需要拔除的残留牙根或松动牙等,就得先行拔除;如果口腔黏膜因未控制稳定的感染而导致糜烂、溃疡等,就需要先行治疗黏膜病,待病情稳定后才能开始镶牙。

专业的医生会根据病人的口腔情况制订专业的镶牙方案,这是镶牙中最重要的一步。好的修复方案是以健康的牙周、牙体和黏膜为基础的,所以镶牙前不能怕麻烦,该做的准备必不可少。当然,随着科技发展和人们对美好生活的要求越来越高,人们对拔牙后马上镶牙的紧迫性越来越强。目前临床上也在这方面取得了长足进步。对于常态情况:①传统拔牙后立刻镶上活动牙,这种活动牙基本没有咀嚼功能,主要是满足美观和社交需要;②拔牙后即刻种植,并在种植后当天完成修复,这种牙齿有一定的咀嚼功能,可以完成普通食物的咀嚼，但不建议咀嚼过硬的食物。当然，这要求所植牙床可以牢牢地把种植体固定好，若患者骨质疏松就不可以，另外，这样的操作主要针对大范围缺失牙，需种植多颗牙的情况（图1.7.1～1.7.3）。前牙在做即刻修复时需要特别小心，单颗牙支持相对没有多颗牙支持牢固。即刻修复技术已经很成熟，对于有需求的情况可以大胆尝试。

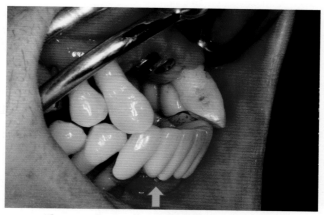

图1.7.1 女，56岁，下颌多颗牙松动、移位，
上颌前牙已种植了2颗种植体

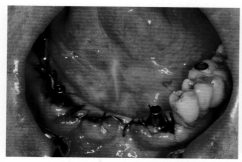

图1.7.2 下颌右侧牙已拔除，
并植入了4颗种植体

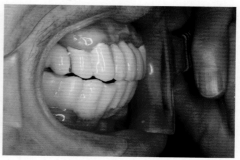

图1.7.3 下颌已当天完成了临时桥修复，
上颌完成了烤瓷修复

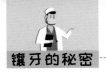

1.8 镶牙前要做哪些功课？

在以前，去诊所或医院镶牙的过程非常简单，就是取模→咬关系→戴牙。而现在，镶牙的方法多了，材料选择复杂了，可选择的医院或医生也多了。要想镶一口好牙，镶牙前最好做一些准备工作。

首先，是认知上的准备，要清楚自己想要镶什么样的牙，了解各类镶牙方式、材料等的不同，是要固定还是活动的，暂时还是长久的。镶牙方式和材料不同，日常护理、使用时长、对个人口腔的影响、费用等的差异也比较大。比如同样缺失一个后牙，可以选择活动牙、固定桥或者种植牙3种方法修复，也可以选择暂时不修复。这些认知不完全是医生的事情，如果患者有这方面的知识，那么将有效地避免医患之间的矛盾和争执。

其次，是口腔条件准备，这部分是需要医生做出判断的。不同的修复方案有不同的镶牙前准备，一般包括口腔卫生、牙周状况，以及是否有龋齿等。如果需要种植牙，还要考虑骨量、骨质状况及咬合情况等等。上颌后牙区可能涉及比较复杂的植骨手术。骨缺损多的情况下，镶牙时间会拉长，植骨9个月后种植牙比较安全。另外，还有可能从身体其他部位取骨为种植牙做准备。

再次，是生活习惯的调整及工作方式的改变。长期熬夜或需要上夜班的人可能需要调整生活习惯，改善睡眠以利于牙齿的健康及术后的康复。这一点看似与镶牙没有多大关系，但实际上对镶牙后的远期健康有很大的影响。不要把镶牙的事全部丢给医生，一定要多想想为什么自己的牙需要镶，自己平时哪些不良习惯需要注意或者改变。

最后，一定要了解常见的镶牙方法。镶牙就是在牙齿缺失或缺损后通过安装人工假牙实现咀嚼功能恢复、口腔美学修复的方法。常见镶牙方法有3种：

（1）活动假牙是指通过卡环固位、基托承载的一种修复方式。这种假牙可自行取戴，口外清洁，缺牙越多，基托板越大，晚上休息时需取下放置在清水里浸泡。其中，全口天然牙缺失后的活动假牙称为全口义齿。在种植牙出现前，这基本上是人们全口天然牙缺失后的唯一选择。以往老年人多选择这种修复方法。初次戴用活动义齿多有压迫疼痛的情况，可能需牙医多次调改适应，有些情况还需要外科手术修整牙槽骨或者更换其他方法修复。活动牙固位差，咀嚼效率较低，也比较难适应，可能还有一些人不适应活动牙修复。一般使用3～5年后需修理或更换，但也有使用10年以上的。

（2）传统固定义齿是指以天然牙作为支持（单独或联合）的假牙，不可以自行取戴，是通过粘接剂把假牙固定在天然牙上的一种修复方式，即固定桥。需要像天然牙一样维护卫生，使用时间在5～10年，但也有20年以上的。常见问题是作为支持的天然牙发生折裂、继发龋等，继而引发基牙周围炎症病变，长期慢性炎症致使牙槽骨吸收，固定义齿失去固定的基础。目前选择传统固定义齿修复的患者在逐渐减少，主要问题是天然牙磨损后牙齿易病变，一般不主张这样的修复方法，特别是支持牙为健康的活髓牙时。但并不绝对，固定桥在有些情况下仍然是首选。

（3）种植牙修复是近年来盛行的一种镶牙方法。早在1965年，瑞典骨科医生Brånemark教授发现钛种植体最具与骨结合能力而将其植入颌骨内，以代替天然牙根作用，进而完成上部结构修复。最早用于无牙颌修复，现已广泛用于所有不同类型的缺失牙修复。种植牙最早使用5年成功率进行评价该方法的可行性，后来用10年成功率标准评价。一般而言，国际上认为5年成功率97.5%以上，10年成功率95%以上是可以接受的。

天然牙与种植牙联合修复方法也是可行的，可以采用固定或活动义齿的方式，其固位效果与传统固定义齿接近。

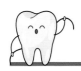

1.9 镶牙时怎么避免花冤枉钱？

有些患者认为，镶牙就像做填空题一样，把缺失牙的空位种上就算完成了。但实际上，镶牙并没有那么简单，以往镶牙多为活动牙、固定桥牙，现在渐渐普及种植牙了。大家知道，种植牙一般都比较贵，虽说该花的还得花，但也要尽量避免花冤枉钱，那么，冤枉钱是怎么花出去的呢？

牙齿一般不会是多颗牙同时脱落的，那么镶牙就有先后之分，需要考虑往后镶牙时是否可以在原来镶牙的基础上增加假牙，或者往后镶牙时原来的假牙是否仍然可以使用。因此，在镶牙前，对缺失牙的邻牙及对颌牙进行适当处理是非常重要的。有些缺失牙患者对调改邻牙或对颌牙不理解，则需要医患双方多沟通。如果医生缺乏这方面的认识，那么患者镶上牙后可能导致双侧颞下颌关节出现问题，必要时需要拆除假牙，待双侧颞下颌关节适应好后再进行镶牙。

对活动牙来说，这个问题很好解决，因为活动牙是塑料材料，方便直接增加假牙。而固定桥牙就不好随便增加了，原因是固定桥一般是把假牙烤制或粘接在金属支架上的，其固定在口内后一方面不便取下来，另一方面金属支架长期经受口内氧化、腐蚀等作用，而且，一般在设计固定桥时会考虑适当增加固定桥牙的强度。至于种植牙，则需要考虑其后续是否可以继续使用的问题，通常要求种植牙设计需要一定的可重复利用性。比如说，某人的一颗牙松动后拔除并种植了一颗牙，但两年后种植牙旁边的牙齿又掉了两颗，这时还是选择种植牙。那么这时候是种植两颗，还是种植一颗与两年前的那颗联合做连桥修复呢？如果拔掉一颗就种植一颗势必会造成患者巨大的经济负担，而且关键是有没有必要；如果选择连桥修复，那么两年前的种植牙是否还可以用？这就是需要考虑的问题。如果可以继续使用，这样可以减少不少费用。所以，在种植修复设计中一定要考虑修复方法对未来修复设计的影响。

18

其实，少花冤枉钱的问题也是一个复杂的问题，有时还不能简单定义为给不给、能不能这样做。

牙缺失后，对颌牙伸长及邻牙倾斜都会导致缺失牙空间变化，这些变化常常引起双侧颞下颌关节适应性变化。如果双侧颞下颌关节能适应这些变化，则不会引起疼痛、弹响、运动障碍等反应，反之则常会引起双侧颞下颌关节疼痛和受限等。因此，镶牙不仅仅是为缺失空间补上假牙，还要看双侧颞下颌关节情况以及所镶假牙是否会引起双侧颞下颌关节不适应等问题，而这一点正是镶牙过程中最需要关注的问题。

另外，镶牙不能有缺位就种上牙。患者需要有阶段性、过渡性思维，不同阶段，镶牙方式的选择有所不同，不能简单地打补丁式地种上假牙，否则，口腔里将可能被种植牙填满，这样并不是健康口腔的表现，而且，整体镶牙费用也会大大增加。镶牙的过程中既要考虑美观功能修复，还要考虑长期的口腔健康和治疗费用等一系列问题。

在镶牙方案确定的过程中，必须清楚镶牙的必要时、及时性、阶段性以及妥协性。不能简单地缺了就直接镶上，一定要综合评价。另外，还要考虑镶牙后预期效果和可能带来的不利影响，以及如何减少这些影响。

1.10 为了美观，给天然牙戴牙套或贴片值吗？

天然牙戴牙套，也就是戴上我们常说的烤瓷牙、全瓷牙等牙套。戴牙套多出现于天然牙牙髓治疗（根管治疗）后，还有以往针对氟斑牙、四环素牙等牙体表面颜色灰暗情况[1]的处理。前一种情况的目的是保护牙体组织，防止折裂；后一种情况的目的则是美观。

戴牙套的最基本要求是磨除大约原有天然牙牙体的1/3，而这1/3正是牙体组织亦是人体组织中最为坚硬的牙釉质。当这1/3的组织被磨除后，牙体的强度显然大大降低，虽然可以通过相近甚至更硬的烤瓷牙或全瓷牙代替，但问题在于烤瓷牙与余留牙体组织的接合处不可能如同原有那样严密无缝隙。这样的后果是余留组织易继发龋，直接影响余留牙的使用时间。虽然牙套可以在一定程度上防止牙冠折裂，但牙套也防止不了牙根折裂，反而会加重牙齿龋坏的机会。因此，做牙套并不是根管治疗后的必然选择，除非符合一定的适应证。如果天然牙体组织还余留比较多，完全可以通过充填、嵌体、部分冠等方式修复。日本在牙体组织保护方面做得比较好，嵌体的应用比我国普遍，这可能与日本的医保政策有关系。

对于四环素牙等牙齿颜色灰暗情况，进行牙套遮盖更不可取。四环素牙等本身牙齿发育有问题，其牙齿强度较正常牙强度小，当清除表面牙釉质后，牙套粘接强度也较正常情况下低，粘接上的瓷牙容易脱落或者诱发继发龋，进而引起牙髓发炎，从而让一颗有牙神经支配的牙齿变成一颗无神经、无血管支配的死髓牙，并且之后还可能引发更多的问题。很多因为四环素牙做过烤瓷牙的

---

[1]20世纪70年代出生的一部分人因为胎儿期母体服用或婴幼儿期服用四环素类药物而致四环素牙，或者出生后饮用含氟超标的饮用水而致氟斑牙，但这两种情况现在已经很少出现了。

人都很后悔，一般是出于职业或工作要求，才考虑进行这样的治疗，但接受治疗前，应评价治疗后续的问题，慎重考虑再进行治疗。为了减少对天然牙的磨除，又达到美观牙齿的效果，目前有一种超薄贴面，在改善牙齿美观和保护天然牙两方面比较理想，可以作为首选，但是因为应用的时间不长，还是要谨慎。

不恰当的镶牙多发生于患者专业知识上的匮乏，医患之间的信息差很可能被少数不良医生利用。患者的牙齿本身没有太多问题，可能就是一点小缺损或者颜色不太美观，却被一些机构或医生的广告诱导做了镶牙。

整齐、洁白的牙齿是每个人都期望拥有的，年轻女性尤甚。而某些机构正是抓住患者追求美观的心理，片面夸大牙齿美容服务的正面效果，而不提这种美容所带来的负面效果。负面效果具有隐蔽性。一方面，该行为具有市场性，即有一定人群确实存在对牙齿美容的需求，但医学具有严格的个体差异和适应证，并不是所有人都需要且适合做牙齿美容，只是这些信息不是商家所希望患者知道的，商家往往为了利益最大化而过度治疗；另一方面，医学是经验科学，本身需要临床实践、观察，才能得到不恰当镶牙的临床经验积累。

如果一颗牙齿只需要适当地充填治疗，但却进行了烤瓷全冠修复的话，就过早地破坏了牙体组织，使得牙齿的使用寿命大大降低；反之，如果进行了合理的治疗，那么牙齿可能还能使用一辈子。不恰当的修复可能会使牙齿过早腐化而需要拔除，进而增加额外的种植费用。据临床观察，使用10年以上的烤瓷牙，其基牙均有不同程度的腐变发黑，可能导致烤瓷牙需要拆除、重新制作。烤瓷牙的"美观"是有时间性的，但对牙体的伤害却是永久的。所以，应避免追求美观而进行的不恰当镶牙，尽可能地保护原有牙体组织（图1.10.1）。

笔者曾在社交媒体上看到一个案例：一个小姑娘前牙有缝隙想美容，结果医生用贴面（如同贴瓷砖）方法把缝隙关闭（甚至还有美容机构把贴牙片当作美甲贴手指甲片一样随意操作）。看似解决了问题，但为小姑娘将来的牙齿健康埋下了严重隐患，看后叫人扼腕叹息。

这样做会带来什么问题？是对天然牙造成损伤。一颗完整的牙齿理论上可以终身拥有，而一颗受过打磨修补后的牙使用时间大大受限。一个十几岁的小女孩人生才刚刚起步，以后的人生将在不断的牙齿修理中折腾。当她将来回忆起最初的决定时，一定后悔莫及，而这种情况的发生与患者的迫切要求和牙医

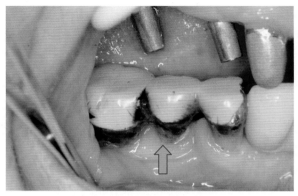

图 1.10.1　烤瓷牙戴用 8 年后牙龈萎缩，牙根发黑

的认知水平不无关系。

　　还有一些情况就是患者牙不整齐，为了美观把天然牙磨小戴烤瓷牙。

　　这种做法也是不可取的。那应该怎样处理？可以考虑矫治，这样做时间可能会长一些，但患者可能因此免于天然牙的损伤。对于拥挤不严重，或者仅是微小间隙需要关闭的情况，需要磨牙的量不大，适当地磨天然牙是可以的，目前也有基本不磨牙的牙贴面用于关闭牙缝。总之就是要尽量保护自己的天然牙。

　　在口腔治疗中，一个方案的制订非常重要，如同一场战争的战略制订一样。很多患者能感觉到治疗的作用，而忽略了方案的作用。实际上，患者常常把牙医当作了牙匠，牙齿是有生命的个体，牙齿又是身体的一部分，与全身健康存在广泛联系，不能把牙医当作一个匠人。所以，作为医生要为患者长远的口腔健康考虑，作出专业的判断；作为患者也不要马上决定"做不做"，不要求一时之美，毁一生健康。

　　有些患者常常拿着某位明星或者自己年轻时的照片，要求医生照着照片镶牙。这很让医生为难，因为患者的这种要求只在很少数情况下才可能满足，个人口腔条件差异、口腔环境变化等决定了镶牙不能"依样画葫芦"。

　　这类现象大多数是由一些医疗机构的明星广告引起的。很多患者热衷于镶上和明星一样的假牙，有的医生还宣传这样的服务。但明星以前的牙是什么样大家不知道，镶牙后实际的口腔情况大家也不知道，只看到了海报上呈现的外观效果。这里面不仅存在认识的问题，还存在明显的利益驱使。笔者认为，仅仅为了美而进行有一定伤害行为的镶牙不值得提倡。医学是为健康服务的，把人作为一个艺术品雕琢需要美学知识和医学知识的结合，但过分追求美就失去了医学的本源。再者，经过美容手术或治疗的身体组织都会有变化，这些变化对个人身体健康而言显然是无益的。因此，作为老百姓，一定要慎重对待美容需求。

每个人在追求美的时候，不能把美定义在某一个形式上。身体的美最关键的是健康，如果为了要取得外观形式美而损害身体，这是不值得的，也不是医学的本质。有不少患者因为年轻时追求美把牙齿做成烤瓷牙，当时很满意，但10多年后牙齿出现了很多问题，非常后悔，年轻人在这方面一定要慎重。

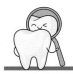
1.11 根管治疗后是否常规做牙套保护?

根管治疗后做牙套保护似乎已成了行内常态。不管牙齿的状况如何,统统做完根管就做牙套,其实这种做法是值得商榷的,因为支撑"牙套可以保护牙齿"这一观点的理由不够充分。根管治疗后的牙齿折裂可以发生在牙冠部分,也可以发生在牙根部分。一般而言,牙体缺损的牙戴上牙套后会增加咬合力量,但也增加了基牙负担,因此,戴上牙套的牙一般不要咬过硬的食物。不过,长期进食软质食物会使口颌以及颞下颌关节的功能退化,导致开口度变小、肌肉容易疲劳等退行性变化。

牙折裂大多是患者咬到过硬的食物或小砂子所致,有时咬到不太硬的食物也可能导致,这与牙齿和牙周围骨的状态有关系。根管治疗后的牙齿在咀嚼的过程中会不断产生细小裂纹,这些裂纹不断生长,由小变大,由短变长,最后可能一个不大的力也可以导致牙齿崩裂。另外,牙齿周围骨的状况对牙齿是否容易崩裂影响很大,如果牙根周围的骨吸收或者非均匀吸收,牙根周围骨支持就会失去平衡,相对而言,牙根的扰动幅度增加,特别是不平衡使得牙根的内部应力集中[1],达到牙根的疲劳强度时,其寿命缩短。牙套可用来保护牙齿不错,但如果牙体组织还余留很多,且强度很大,那么一般无须牙套保护。在临床病例中,很完整或缺损不大的牙齿被磨成了老鼠牙那么小,再套上牙套,实在可惜。这种情况可以选择嵌体、半冠等之类的修复体,尽可能地保留剩余牙体组织。

退一步讲,即便根管治疗后做了牙套,牙齿也可能折裂,特别是本身已经有了裂纹的情况下,原有裂纹会继续生长;即使没有裂纹也可能因为应力作用

①应力集中:受载零件或构件在形状、尺寸急剧变化的局部出现应力增大的现象。可使物体产生疲劳裂纹,引起脆性材料断裂。

产生裂纹；牙根可能会出现根端隐裂或裂开，而牙套无法保护根部。因此，做牙套不应该成为常态，而应该视情况有所选择。临床上这类纠纷不少见。患者做根管治疗花了不少钱，做牙套又花了不少钱，但最后牙齿没有使用多久就又出现了疼痛。这种疼痛由牙齿折裂引发的可能性很大，仅有少数情况是根管治疗不彻底所致。根管治疗后是否做牙套是一个非常复杂的问题，不能简单地流水线化地操作，需要医患之间多沟通，考虑多种可能性。临床医学预后具有不可预测性，这与医学预后影响因素多有关，所以只有医患双方共同面对，才有可能达到健康最大化。

1.12 烤瓷牙有哪些种类？

　　据基本材料的不同，烤瓷牙分为两种：金属烤瓷牙和全瓷牙。金属烤瓷就是在金属底冠上熔附上一层陶瓷材料，起到美观效果。金属烤瓷可以根据底冠的材料分镍铬合金烤瓷、钴铬合金烤瓷、金合金烤瓷等；全瓷可以根据材料和工艺分为氧化锆全瓷和玻璃陶瓷全瓷等。金属烤瓷常常因金属边缘氧化而发黑，且其颜色层次感不强，美学效果不如全瓷。全瓷牙可以解决金属烤瓷牙常见的问题。实际上，烤瓷牙边缘发黑也与牙根变色、牙龈退缩等有关。戴上牙套的牙齿长时间受过大的咬合力作用使牙体组织产生应力性腐蚀，牙体组织发黑，所以，烤瓷牙边缘变色不完全是金属氧化的原因，全瓷牙也会出现边缘变色的现象。

　　金属烤瓷中贵金属烤瓷的美学效果接近全瓷牙，其远期效果比较可靠。全瓷牙如果出现折裂就不能再用，金属烤瓷牙出现最多的问题就是崩瓷，而金属底冠破坏的机会非常少，其远期效果比较有保障。另外一个问题是对影像的影响。一般普通的金属烤瓷牙因为磁化现象明显，在做CT和MRI（核磁共振）时图像容易产生伪影。相对而言，贵金属烤瓷牙的影响不大，全瓷牙的影响最小。从材料对人体的影响而言，普通金属烤瓷牙的金属因为氧化会对牙龈有些影响，而且，部分金属离子可以进入人体组织，在尿液中或者头发中可以检测到这些微量成分，但这些都是在容许范围内的，是人体可以接受的。从使用的角度上看，不同金属烤瓷牙使用寿命或者可能引发的并发症无明显的差异，即使有差异，也是可以接受的差异。

　　一般而言，只要是医院已经使用的材料都是经过国家相关部门检验可以用于患者的材料。假牙一般由假牙工厂制造，曾有过地下加工厂用不合格材料制作假牙的报道，这些情况可能依然存在，但是国家在这方面管控非常严，出现可能性非常小。人们在选择烤瓷牙材料时，往往更多地考虑美学效果，因此，从选择的人群来看，选择全瓷牙的人不少。但是，需要注意的是有些全瓷牙太硬，而且全瓷牙的强度会逐渐衰减，另外，全瓷牙广泛应用于临床较金属烤瓷牙晚，其远期效果的大数据值得期待。患者在选择烤瓷牙材料时需要注意的是，不要因为烤瓷牙的命名影响选择，市场上有"生物烤瓷牙""美容冠"之类的宣传，这些都不是医学上的命名，可能是为了满足宣传需要的噱头。

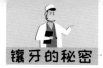
 ## 1.13 为什么烤瓷牙、种植牙需要定期检查?

天然牙的保健知识很多人都有，但烤瓷牙的保健知识普遍欠缺。实际上，烤瓷牙除了该有与天然牙同样的保健措施外，还要考虑烤瓷牙的磨损问题。

普遍地，烤瓷牙的硬度要比天然牙高，特别是氧化锆瓷牙硬度接近钻石。烤瓷牙与天然牙接触时一定存在磨损，且显然，天然牙更容易被磨损。因此，一方面，不建议使用硬度过大的瓷牙；另一方面，对瓷牙适当地打磨抛光很有必要。那么，什么时候需要调磨？这个问题目前相关研究报道甚少。这与问题的复杂性有关。磨损是一个消耗过程，天然牙存在，烤瓷牙也存在。天然牙可因为磨损与牙补偿性萌出不协调产生病理性破坏。正常情况下，天然牙的磨耗与补偿性萌出动态平衡，以此保障口腔垂直方向上的稳定性。一旦磨耗过度，可见面下 1/3 垂直高度降低，面相显得苍老；反之，可引起口腔呈打开状态。烤瓷牙磨耗速度与烤瓷牙的硬度直接相关，同时，与对颌牙的状况、食物习惯等也有很大的关系。天然牙的破坏方式可表现为牙齿崩裂、牙髓慢性坏死等，烤瓷牙与天然牙磨耗不够时，也可以产生崩裂。因为烤瓷牙牙根大多是完成根管治疗之后的死髓牙，脆性较活髓的天然牙大，比较容易折裂。

烤瓷牙调磨的时间除了常规性年检外，发现牙根不受力、牙龈容易出血、牙齿敏感或者睡眠不好，可复诊检查牙齿是否存在磨耗不均匀问题。咬合干扰对睡眠存在一定影响，在静息状态下，牙齿是打开的，嘴唇是轻轻闭上的。如果睡眠时，出现牙齿与牙齿打架的状况，咬合干扰必然存在，需要及时调磨牙齿。平时要注意自身情绪、睡眠等身体的变化，牙医或许能帮到您。

而种植牙就更需要定期检查。种植牙的连接方式区别于传统活动牙和固定桥。活动假牙通过金属环与基牙链接，属于非刚性、中断式连接；固定桥通过粘接材料将假牙与基牙粘接在一起，属于固定结构；种植牙可通过螺丝拧紧固位，也可以通过粘接剂粘接固位，其需要定期维护的是种植的机械连接结构。

种植牙螺丝使用一段时间后会出现松动，这是最常见的小毛病。当螺丝松动后，烤瓷牙会出现响声，这时需要及时找医生拧紧。如果没有及时拧紧，种植零部件之间摩擦移位就会产生磨损，从而影响种植牙的使用寿命。另外，若种植牙相对不动，但邻近的天然牙出现移动，那么这样天然牙与种植牙之间会出现缝隙，进而导致食物嵌塞。如果不及时处理食物嵌塞，那么种植体将受到很大的威胁，而且会出现明显的口臭和不适。

种植牙很牢固，但也需要维护。种植牙的日常清洁和维护由患者自己完成，深部清洁与维护则需要专业人员完成。在此过程中，有些早期病变也可以被及时发现、及时处理，以减少过早种植失败的情况。虽然真正做到定期维护的人很少，但是一旦镶牙部件出了问题，一定要及时修理。

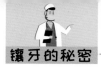

1.14 固定桥的优缺点有哪些?

固定桥修复指通过天然牙搭桥方式修复缺失牙,这种方式在20世纪80年代非常常见,其风靡程度甚于现在的种植牙技术,是过去30年最经典的固定修复方法,临床上广泛应用。

与活动牙相比,固定桥的优势在于稳固、舒适、咀嚼效率高,同时,由于固定桥多采用烤瓷或全瓷制作,其美观性也较好。与种植牙相比,固定桥不需要行植入手术,其准入要求较低,而其安全性也较种植牙高,且费用相对低。固定桥的劣势在于对天然牙(基牙)的磨损。随着种植牙技术的出现,固定牙的劣势开始显现。若所磨的天然牙是健康、完好的,磨除后易诱发牙髓炎,且其牙体强度大大降低,增加了继发龋的机会。一颗健康的牙理论上可能终身拥有,但一旦用于基牙而被磨耗,则其使用寿命将大大降低。这与基牙磨除量直接相关。如果磨损量大,那么可能直接导致牙髓炎,其伤害程度较大,但这依然是医学上可接受的风险。另外,长的固定桥的一个常见问题是烤瓷牙崩瓷或者桥体折断,比较难处理。

对于那些余留天然牙本身需要修复或不稳固的情况,固定桥技术可将余留基牙连接在一起,在修复缺失牙的同时,加强了基牙的稳固,一举两得。固定桥技术不可能完全被种植技术取代,固定桥技术还将长远存在。而且,天然牙与种植牙联合应用也不矛盾,可以是阶段性、顺次性的,也可以是同步性、补充性的。目前,固定桥作为某个年龄阶段或者某种口腔状况下的修复方式有很重要的作用,能够尽量发挥天然牙的作用,避免过早拔除还有保留价值的天然牙。全面否定固定桥的作用是不可取的,不要因为有了种植牙技术就轻易地拔除还有利用价值的天然牙而冒进种植,应该行系统、全面、长周期的评估修复方案。

1.15 活动牙的优缺点与注意事项有哪些？

不同形式的假牙存在不同的优劣势，关键要看其在患者身上的适合性。最适合的就是最好的。要找到所谓"最适合"并不容易，需要根据人的身体情况和口腔具体状态而定。

活动牙的优势在于对牙体组织的伤害最小，常常只需预备一个小小的支托窝，同时，活动牙的费用相对低，安全性也高。活动牙的劣势是口感较差，恢复的咀嚼功能有限，修理的次数多。有些患者身体状况不好，例如患有严重的心血管疾病、骨质疏松症，像这样的情况下活动牙是安全的选择。另外，有些特殊情况，如金属过敏、心理恐惧等也不宜直接种植治疗。

活动牙是最早的一种缺失牙修复方式，沿用至今仍有其存在的空间。当然，活动牙发展至今，其做法也应相应调整，目的是避免与后续其他修复方法产生矛盾。比如以往单一牙缺失后做活动牙修复，其两边邻牙需要各磨一个小支托窝，但这个窝与往后选择种植牙时会矛盾，因为它很难修复且易引起食物嵌塞问题，因此，现在做活动牙的时候必须考虑是否需要磨支托窝。如果活动牙是暂时的，就不要磨天然牙了，且患者可能在若干年后选择种植，所以，能不磨天然牙就尽量不要磨，天然牙的磨损是不可逆的。这也提醒我们，在做一件事的时候，考虑的问题越多，往后应对的问题就越少，处理起来就越得心应手。目前种植牙的宣传是有些过了，种植牙固然有很多优势，但活动牙也有其适用的地方。

活动牙是一种可以自行取戴的假牙。早期多用卡环固位，目前增加了磁铁、橡胶圈、精密铸件等固位方式，提高了美观度和舒适性，其使用年限无确定数据。一般而言，活动牙使用3～5年就需要修理或更换，但也有患者使用年限超过5年，甚至达到30年未更换（图1.15.1），但这样的假牙还是建议早换。因

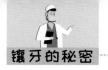

为那些固位的配件发生的变化会影响活动牙修理，如橡皮胶圈最容易老化破损，磁铁容易出现消磁而失去磁力，精密附着部件则因为余留天然牙问题而无法保留。同时，长期戴用不合适的活动牙可以导致颌骨的严重萎缩（图1.15.2）。

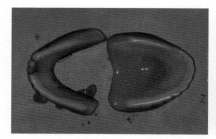

图1.15.1　30年未更换的活动牙

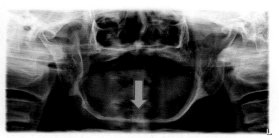

图1.15.2　箭头所指为严重萎缩的下颌骨，
患者曾戴用活动假牙40年

使用活动牙会有异物感，也有少数人对活动牙过敏，一般戴2天左右就可以适应。戴上后口腔黏膜可能因为活动牙压迫致使口腔溃疡，可以由医生来帮助调磨适应。

使用活动牙还要坚持定期复诊检查，一年左右复诊，或不适时随时就诊，不要延误病情。有些患者很能忍受疼痛，但实际上，因为忍痛所造成的损伤将大大增加后续修复的难度、影响修复的效果，医疗费用也随之水涨船高。疼痛是活动牙不合适的一个重要信号，表示身体或者口腔情况发生了变化，而活动牙无法适应这些变化。这时，就需要上医院找牙医调磨活动牙或者做口腔处理。

活动牙的常规护理是在每次进食后脱下来清洗，晚上不要佩戴入睡，要把假牙洗干净后放在清水中浸泡。如果有些固定的沉积物，可以自行购买托牙净之类的清洗药片清洗。

1.16 为什么女性更难适应活动牙而选择种植牙呢？

在镶牙的患者中，女性占多数，其中，选择活动牙修复的占有很大比例。患者牙齿缺失后选择活动牙修复的原因大致有4点：①可能作为过渡性修复以满足美观需求和部分功能需要；②经济方面原因，活动牙经济实惠；③身体方面原因，如患有严重的心血管疾病、骨代谢病等；④牙科条件，如牙医本身技术受限或偏远地区条件不允许等。

在选择活动牙修复的患者中，老年女性更难适应活动牙，特别是更换新假牙的老年女性患者，这可能与其骨质疏松有关，女性绝经后骨量丢失加快，牙槽骨很容易出现骨质疏松，继而因吸收不均匀导致牙槽骨尖锐锯齿状改变。活动托牙在口腔里有一定动度，一旦出现滑动，牙肉下面的牙槽骨就像一把锯子（图1.16.1）或刀刃（图1.16.2）在做锯肉的动作。同时，由于老年女性牙槽

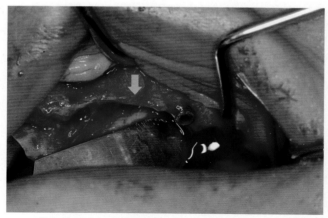

图1.16.1　箭头所指为锯齿状牙槽嵴顶，戴活动假牙时产生压迫性疼痛

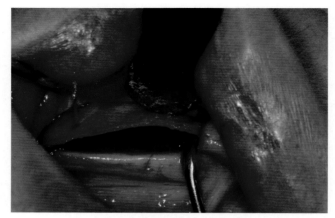

图1.16.2　女性，53岁，其牙槽嵴顶薄如刀刃。戴假牙时必然产生疼痛

骨不均匀还可能产生骨刺、骨隆凸等异常骨结构，其影响同样不可忽视。

　　第一次戴活动牙的女性可能需要数次假牙调理才可以使用。从拔牙后到可以镶假牙的时间长短主要与牙槽骨改建的速度有关。一般在牙槽骨表面比较平整的情况下镶牙，其适应期会短一些。如果是第二次镶牙，新的假牙也需要一定时间适应。就像一双新皮鞋，有可能打脚。随着年龄的增加，人的各项机能均有下降，特别是40岁以上的女性，卵泡刺激素、孕酮等激素水平下降，与之相关的植物神经紊乱、骨质疏松等机会大大增加。长时间戴不适合的活动假牙可以加重牙槽骨吸收，有些女性患者的牙槽骨吸收非常严重，可见刀刃状牙槽嵴或者假牙基托压迫所致的沟裂，所以，女性相对更难适应活动假牙。也正因此，女性缺牙选择种植牙的比例在逐年增加。

　　从目前的种植就诊人群来看，女性占的比例更大，特别是在更年期后的女性患者。这其中的原因至少有两点：①女性爱美，爱美的直接结果是女性更多地关注牙齿，这样牙科干预的机会增大，随之而来的是牙齿损伤机会增加，特别是过度牙科干预，造成牙齿损伤的机会更大。普遍的例子是20世纪70年代左右出生的人，存在在牙齿发育阶段服用四环素而导致牙齿发育异常的情况。那时最常见的干预方式是用牙齿贴片改变牙齿表面颜色；但贴片的稳固性较差，进而升级为全冠，使得牙髓、牙周发炎机会增加；一旦牙髓发炎，就必须进行根管治疗；随之而来的，是牙齿脆性增加而导致冠/根折，最后直接导致牙齿下岗。②随着女性年龄的增加，身体最主要的变化是内分泌系统的一系列改变，绝经期后激素水平开始变化，女性骨质疏松的情况多发，这对牙齿的稳固极其不利，牙齿松动明显增加。当伴发牙周感染时，牙齿脱落就不足为奇了。

牙齿的脱落，会大大影响咀嚼效率。吃饭的时间明显延长，对日常生活、工作都有一定影响。及时把缺失牙种植好，不仅能及时恢复咀嚼功能，同时对自信心的提升也有明显帮助。女性失牙患者不要有什么心理负担，尽管种植的概率比男性大，但只要多晒太阳，保障睡眠，种植也是非常安全的。另外，有一点需要提醒的是，种植的最终效果在于骨质质量，要避免骨质流失。在笔者接诊的女性种牙患者中，大部分农村女性的骨质条件比城市女性的要好，说明劳动或者生活习惯很重要。

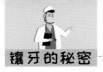

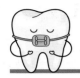 # 1.17 种植牙的优缺点有哪些？

　　种植牙作为现代修复技术，得到了医患双方的广泛认可。种植牙之所以成为当前盛行的修复手段，与其舒适、咀嚼功能好，以及不磨损天然牙的优点直接相关。特别是半口牙缺失后，种植牙不需要大基托支持，口感与天然牙无异，而且更美观（图1.17.1）。种植牙的咀嚼效率与天然牙基本无差别。正常人吃一餐饭的时间在10～15分钟，如果一餐饭超过30分钟基本上就算咀嚼效率低了。计算一下每天多花40分钟吃饭，一年多花在吃饭上的时间大约要240小时，也就是30个工作日，种植牙在不知不觉中为大家争回了宝贵的时间。其次，它还带来个人自信心的提升。所以，谈种植牙的优点不如感受种植牙的优点，可能无声无息，但却如获新生。

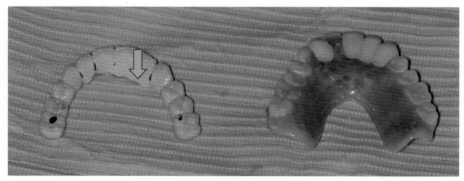

图1.17.1　左为种植体支持的上半口烤瓷固定桥，右为没有种植体支持的上半口活动牙

　　虽然种植牙优势明显，但片面夸大其优势诱导患者消费，这对患者来说就存在过度治疗的潜在风险。临床医学的未知性是一个极其棘手的问题，而预测

治疗病情的发展及转归①则是体现一个医生的智慧与专业水准的重要依据。古有"神以知来②"之说，在一定程度上反映了预知未来的重要性，理论上讲，种植牙值得长期拥有。种植牙的劣势可能需要长时间使用后才能反映出来。目前，仅有部分患者愿意二次接受种植牙，其接受度远低于一次接受种植牙患者的比例。在拒绝二次种植牙的患者当中，部分患者是心理拒绝，也有部分患者是生理拒绝。生理拒绝表明种植牙对颌骨是有一定伤害的。就目前而言，即刻再种植（指拔除种植牙后的再种植）的机会显然小于即刻种植（拔除天然牙后的首次种植）。

种植牙也是一项费用较高的治疗，较传统固定桥和活动牙修复要贵得多。当种植的数量较大时，对普通老百姓来说是一个不小的经济负担，特别是种植牙使用起来具有一定的时间性，因此，合理的种植非常重要。

---

①转归：疾病发展的结局，包括痊愈、死亡，或后遗症等各种情况。
②出自《易经·系辞》。

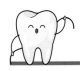

1.18 种植牙是人类第三副牙吗？

有些说法称，种植牙是人类的第三副牙。前两副牙的数量和发生、发展都已有定义，乳牙共20颗，恒牙共28～32颗，那么种植牙应该有多少颗呢？种植牙是怎么发生？是否必须有？如果按照人类第三副牙定义，没有种牙的人疑似不完整，这样的逻辑显然有问题。

其实，说种植牙是人类的第三副牙有点勉强。因为前两副牙经过了上千年的自然进化和科学论证，人们已经对其发生、发展与结局有了深刻的认识。种植牙的历史不长，西方也才60年左右的历史，国内40年左右的历史，国内起步晚，有认识的历史可能更短，但国内的种植数量庞大，积累的数据与经验甚至已经超越了西方很多国家。只是数据的完整、可靠性不尽如人意，这方面的工作还在不断加强。

对种植牙的生命科学、应用力学，特别是对种植牙植入的数量、位置、空间等关键问题还没有统一、明确的认识。简单地定义种植牙为人类第三副牙是不负责任的，有错误诱导之嫌疑，只要好好保护天然牙，完全可以不用种植牙。当患者全部天然牙都缺失后，有的牙医选择植入28颗种植牙，有的则选择植入8颗；甚至当患者缺失一颗天然牙时，有的牙医选择植入2颗种植牙，有的选择植入1颗。究竟种多少颗种植牙合适，意见相差很大。选择植入种植牙的数量，一方面是学术上的差异，而且，缺牙间隙大小以及对颌牙的情况等也影响种植数量的选择；另一方面则可能出于营利性原因，这种情况应该比较少见。其实，种植牙的数量应以满足功能为目的，宜少不求多，但究竟种多少颗合适至今无数据支持，过少种植可能因为支持不足导致局部应力增加而增大失败风险或使用寿命缩短的问题，过多又没有必要而增加经济负担。

笔者认为种植牙作为人类第三副牙的比喻容易误导人们对种植牙的认识。其实应该加个"假"字，即"人类第三副假牙"，前两副假牙为活动牙和固定桥，这也符合假牙的发展史。

1.19 如何正确评价自己的牙齿？

从健康的角度而言，牙齿可以分为健康牙、亚健康牙、不健康牙。后两者属于病牙。一颗健康的牙是有生命的牙，所以其神经、血管等组织应是正常的，且牙周健康。一颗健康牙理论上可以终身不脱落。一颗亚健康的牙至少有生命及神经感觉，但其牙周情况不理想，存在一过性咬合创伤或较少的牙体组织缺损。一般亚健康的牙经过适当治疗可以终身保存，亚健康的牙齿有自我修复的能力，这种情况是常态。一颗不健康的牙没有神经血管支配，且生命组织缺损较大，牙体组织较脆，颈部缺损较大，一般是根管治疗和牙周联合治疗后的状态。一颗不健康的牙容易折裂或折断，一般使用年限有限，保留时间在10年左右。

一颗病牙则是需要及时治疗的牙，包括亚健康和不健康两种状态，分为与牙神经血管相关的牙髓病变和与牙周围组织相关的牙周组织病变。通常症状为牙痛牙肿，间歇性放射性痛可见于牙髓炎，持续性局限性痛见于牙周炎、根尖周炎。牙髓炎的牙一般要进行根管治疗，规范治疗后的牙存留时间在10年左右，牙周炎的牙保留时间难确定，与病变性质及程度相关。当然，医生的及时、正确处理尤为重要，但无论如何，其存留时间始终会大打折扣，难以终身保留。

口腔的所有治疗都应该以保障牙齿健康为基础，简单地说，就是不要损伤健康的天然牙。镶牙不要伤害天然牙这一提法听起来很简单、很合理，但很多人并不知道什么叫不伤牙，更别说在日常牙齿保健中做到不伤牙。牙缺损或牙缺失常常是患者选择镶牙的缘由，还有一部分患者因牙齿的颜色、大小、位置等不理想而选择镶牙。牙缺损时镶牙对天然牙伤害的大小，取决于因其缺损程度而选择的镶牙方式。牙缺损可选择的方式依次有嵌体、贴面、部分冠、全冠、桩核冠等方式，缺损越少，其镶牙方式的选择越靠前，反之，如果选择靠后，就需要磨除更多的健康牙体组织，相对而言，也更易出现后续问题。

以前，牙缺失时镶牙一般选择活动假牙，不存在伤牙问题；为美容而选择镶牙时，则大多存在伤牙情况。特别是四环素牙、氟斑牙患者本身牙齿发育就不好，一旦磨除牙体，将大大降低牙齿使用寿命。镶牙普遍的问题是牙齿磨除量，磨除越多，美观效果越容易达到，但伤牙也必然越厉害。目前，已有一些厂商注意到牙齿保护问题，用超薄贴面直接粘接，无须磨损牙齿。总之，保护天然牙将逐渐成为镶牙的第一原则。

由此可见健康牙的重要性，这一点提示大家在选择治疗方法上要把保护牙齿健康作为第一考虑标准，一般不要伤害健康的天然牙。当然，如果考虑到年龄、自体状况也可以做相应调整。作为患者，及时处理亚健康和不健康的牙齿非常重要，不要等到无法保留治疗的时候才来看牙齿，这样治疗周期和费用都会大大增加。

1.20 偏侧咀嚼不良习惯形成的原因是什么？如何通过镶牙来干预？

偏侧咀嚼就是习惯只用一侧的牙齿咬碎食物。偏侧咀嚼一般不影响咀嚼的效率，也不太引起人们的重视。部分群体咀嚼效率会下降，但往往会被忽略。只有出现面部肌肉酸胀、关节疼痛或者张口受限时才去医院看病。在一般情况下，牙齿咀嚼食物疼痛时，个体的自我保护协调功能会自然而然地用对侧健康牙齿代偿。如果代偿可以满足日常需要时，大部分人群也不会看病。但长期的代偿会导致咀嚼习惯改变。长期偏侧咀嚼会导致左右面颊不对称，非咀嚼侧萎缩和牙齿表面软垢堆积。不少人反映，用一侧牙咀嚼过久会导致牙齿酸胀，这就是身体对咀嚼时间过长或者没有左右联动咀嚼的保护性提示。但这些提示常常被忽视。

偏侧咀嚼不是天生的，其形成的原因不少。主要的原因有以下几种：

（1）一侧牙齿出现影响咀嚼的病变，如牙齿疼痛或者牙周病导致一侧无法咀嚼或者咀嚼无力；

（2）一侧牙齿缺失或缺损，特别是磨牙的缺失，其中，以第一磨牙的缺失最为明显，这与第一磨牙强大的咀嚼功效有关；

（3）不对称缺失牙齿，双侧都有缺失的情况，但缺失牙齿的位置不同，对咀嚼的影响也不同，主要也是与磨牙的缺失情况有关；

（4）一侧骨的缺失或缺损，多为肿瘤或者外伤导致的一侧骨缺失或缺损。

对偏侧咀嚼的及时干预非常必要，不要认为自己能够吃饭就凑合着过，干预的主要方法就是及时处理非咀嚼侧的病变或修复缺失的牙齿。牙齿的咀嚼功能包括咀嚼时间和咀嚼质量两要素，这些都影响着消化系统健康以至全身健康。有些情况也会影响镶牙方案，如一侧骨缺失后用身体其他部位植骨后形成新骨时，既要考虑恢复双侧咀嚼功能，又要考虑植骨部位健康问题。

　　偏侧咀嚼常常被行内行外忽略，其错误认知的根源是认为这是习惯而已，只要及时改变习惯，问题就会解决。实则不然，身体的任何适应性变化都是趋利避害的，咀嚼习惯改变必然有其发生的根源。专业上对这一问题目前是忽略态度，认为是习惯，这是极其肤浅的。目前笔者团队认为咀嚼习惯主要与缺失牙有关，及时修复缺失牙可以及时修正咀嚼方式，未来在这方面的研究会有系统性进展。

1.21 种植牙或烤瓷牙影响CT或MRI检查吗？

镶牙材料主要有树脂、陶瓷、金属三大类。一般来说，树脂与陶瓷类材料不影响CT或MRI成像；金属类材料对CT或MRI成像均有一定程度影响，但贵金属和钛金属影响较小，在行CT或MRI检查时不需要取出，而钴铬、镍铬类材料需要取出来。贵金属材料一般用于做烤瓷牙或活动牙支架；钛金属一般用于做种植体；钴铬或镍铬多用于烤瓷牙或活动牙支架，如选择这些材料做假牙则在CT或MRI检查前需要取出。

在行CT或MRI检查时，金属会吸收较多的射域，成像时容易使影像失真。MRI检查时，人体在移动时相当于在强大的磁场内做切割运动。这样会产生瞬间电磁，而且磁场也可以将金属磁化，从而将金属吸附走，这样可能导致金属进入气道或者食道，极其危险。

金属类镶牙材料中钴铬金属占很大比例，为规避CT或MRI风险，可以采用可拆卸结构，如螺丝固位或活动连接。所以，在选择固位方式上，一般首选螺丝固位的种植固定桥设计。广东地区鼻咽癌患者最常见，而放疗对这一癌症具有很好的疗效，放疗期间可以把固定桥拆下来，一般在放疗完成后2~3个月内还可以将固定桥再安装上。

Part 2

人文现象篇

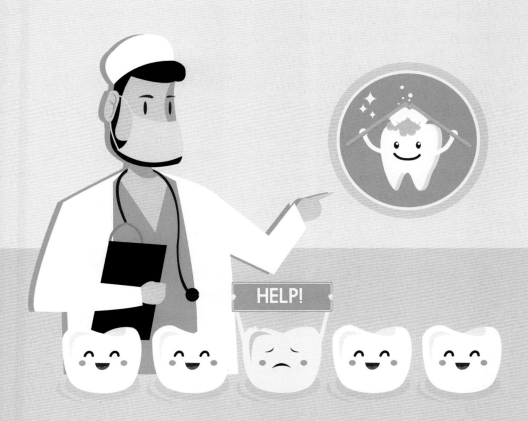

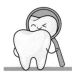 2.1 缺门牙会漏财吗？

传统面相学有这样一种说法，门牙有缝隙的人容易漏财，有钱留不住；门牙缺失则可能导致双亲不健全、运程停滞。因此，门牙缺损后很多人都选择及时镶上。

从医学角度上看，门牙的主要功能是切割食物，切割好的食物再进一步由磨牙研磨细，这样初步处理好的食物通过食道进入胃、肠道消化吸收。如果门牙缺失，食物分割不充分，那么大块的食物研磨时势必增加肌肉负担，食物得不到足够的细化，必将增加消化道负担，影响食物的消化吸收。这种情况的长期作用可影响消化系统运作和全身营养摄入，长期身体营养跟不上必然导致身体各种机能下降。显而易见，身体这个革命的本钱由此减少，自然也会影响一个人的事业、运气及社会关系。不同的社会流派或者教派对一个现象的解释有时可以通过科学分析找到其内在的合理性。

就不同性别的人而言，男性不太注重门牙有缝，而女性比较注重。有些男性即使缺了上门牙也无所谓，女性则一般不能接受，当然，地域文化、职业等也有很大的影响。在前牙植牙或植骨期间，一般不主张戴临时牙。这个时间段新的骨头没有长好，不能承受咬合力，受力会导致新骨形成受阻，并产生骨吸收情况，因此，前牙种植时尽量克服"漏财"这种坊间传言。但是，如果骨量充足足以支持临时牙，在一定的可接受风险的情况下也是可以装上临时牙的。医学上的东西往往没有可复制性，不仅存在个体差异，而且同一个体不同时间的身体状态也存在差异。医学的影响因素很多，患者需与医生一起面对不可知因素，一同寻找最优解决方案。

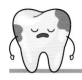

2.2 牙缺了不影响吃饭就不用镶牙吗？

牙齿，是重要的咀嚼器官。缺失后直接的影响是吃饭困难，更不用说吃花生米、排骨等。如果缺牙后吃饭没有困难就不用镶牙吗？这显然是错误的。缺牙后，镶牙是必须的。

但镶牙有时会被忽略，例如，年轻人缺1~2颗牙，根本不会影响吃饭功能，而且一边不能吃还有另外一边可以吃，所以不少缺失牙患者没有选择及时镶上假牙。但是否镶牙也不能简单以还能否吃饭为依据。缺牙后可能导致其他牙齿倾斜移位，而且，还可能影响颞下颌关节的功能，需由医生检查后视情况采取相应的处理措施。但对一个老年患者来说，缺失1~2颗牙就不一定要镶上。世界卫生组织早在2001年就定义了"8020"标准：80岁老年人有20颗功能牙，即是口腔健康标准。但实际上不同位置的牙齿功能差别很大，仅简单从数量上评判，不能准确表达口腔功能情况，后牙特别是磨牙缺失对咀嚼功能影响很大，因此，后牙缺失时及时镶上假牙尤为重要。镶牙是很有讲究的。缺牙的位置、年龄阶段是影响镶牙的重要因素。所以，即使有世卫组织的"8020"标准，也不能以这个数量武断做结论。

一般而言，镶牙的作用无非是满足功能与美观需要，但缺失牙后是否镶牙还有一个很重要的考虑因素，即是否可以阻止邻牙倾斜和对颌牙伸长。缺失牙后是否镶牙是一个非常复杂的问题，特别是仅仅缺失1~2颗牙的情况。人群中很多缺失牙患者都没有机会或经济能力镶牙，缺失牙对这部分人群最大的危害是邻牙倾斜移位导致整个牙列稳定性下降，但其功能多由余留牙代偿，特别是中青年期间缺失1~2颗牙多可由余留牙代偿咀嚼。因此，对这一部分人群，镶牙的原因多为稳定整个牙列的需要。另外，还有一些情况可能不会影响邻牙倾斜，但可能因为增加邻牙功能过度而导致邻牙损伤，这种情况就需要镶牙

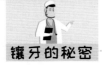

了。同一个位置的缺失牙，在不同年龄阶段处理方式可能不同。因此，在镶牙过程中可以引入阶段性镶牙理论，它区别于过渡性修复。阶段性镶牙以时间为轴，而过渡性修复也有时间的概念，但比较短暂；阶段性镶牙以保护牙列为目的，过渡性镶牙，以暂时部分恢复功能为主，当然也有美观的成分。

对不同年龄阶段而言，镶牙方法可以有区别。一个70岁以上的人需要种植时，他的种植方案与40岁的就可以存在差别，或者不同性别的群体也可以存在差别。所以，不同情况下的缺牙后镶牙方案会存在差异，这种差异一方面是考虑种植的风险，另一方面也是考虑功能的需求。口腔的治疗个体差异很大，主要是考虑的因素很多，不像身体其他疾病治疗没有太多选择，口腔治疗是个性化需求，因此，医患双方更多地沟通尤为重要。

镶牙是用来吃饭的，这在考虑范畴内，但并不是说缺了牙，还能吃饭就不需要镶牙。镶牙也不是简单地缺一颗镶一颗，而是需要综合评价缺牙的位置、患者年龄及身体状况等因素。以最小的代价达成所需要的咀嚼功能恢复是制订修复方案的基本原则，也就是说，少受罪、恰当受益的方案是值得推崇的。

镶牙可以改进脑部血液循环，老年性痴呆与牙齿早期缺失有很大关系，因此，缺失牙应及时镶上。牙齿缺失是反映口腔疾病终末期状况的一个最直观的指标，口腔疾病与全身各系统性疾病之间有着密切的关系。单颗或多颗牙的缺失不仅影响咀嚼、美观、心理，甚至与认知，心脑血管、肠道、呼吸道疾病，以及糖尿病、肿瘤、肥胖、睡眠障碍等一系列全身性疾病密切相关，而这些疾病亦可导致牙列缺损或牙列缺失。关注口腔健康、有效预防、积极治疗各类口腔疾病、预防牙齿缺失、及时进行义齿修复有利于人们生活质量的提高与生命周期的延长。

2.3 为美而镶牙是从众心理吗？

从众效应[①]也称羊群效应。从众是一种普遍的社会心理现象，它可以产生正效应，也可以产生负效应。其中，正效应体现在口腔健康科普推广过程中，大众因科普宣传而关注自身口腔，积极处理口腔问题，实现这样的正效应也是每一位口腔医疗工作者的责任；而负效应则体现在为人们所诟病的过度医疗现象中。

目前，镶牙的方法正从传统的活动、固定修复向种植修复转变，种植修复以其特有的方便、高效、舒适等优点正逐渐为大众所接受，但其费用较高，相应地商家的利润空间也较大，这是诱发过度医疗的一个主要因素。

经常有老年患者拿着印有种植牙广告的报纸去种牙。有些广告喜欢打温馨牌，比如"重阳节大送礼""给父母尽孝心"，大量广告的影响，使一些老年人感觉自己没有种植牙就落伍了。当看到一大群羊为过度医疗付出代价的时候，我们不禁要反思，自己是否也是其中的一只羔羊呢？在社会这个大群体里，不想当待宰羔羊并不那么容易，只有当安全法则成为我们大脑第一反应时，才能减少冲动犯错的机会。

譬如，"生物烤瓷牙"这样的一个噱头就可以起到广告效应，手段没多特别，但有效。几年前，"生物烤瓷牙"堂而皇之地进入了镶牙行业，吸引了很多人去镶这种牙。其实，诸如此类情况并不少见，很多人特别是在乡村、偏远地区的患者，自我保护意识不够、牙科常识也较缺乏，难免会被蒙骗忽悠。常见的被忽悠的情况如下：个别无良医生抓住求医者追求美观的心理，极力推广烤

[①]从众效应：指在群体压力或影响下，个人做出与众人意见与态度相一致选择的心理倾向与行为。

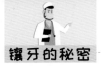

瓷牙，甚至用各种名头——"生物烤瓷牙""美容牙"等诱导求医者。他们对健康的牙进行根管治疗，使一颗有神经营养支配的牙变成一颗如同冬天枯树一般的死髓牙，其后果可想而知。人的社会属性影响着人的很多判断和行为，独立思考与逻辑思维对个人不可或缺。

美观需求镶牙是指为了满足美观所进行的牙齿修复，而不是满足咀嚼功能需求。美观需求镶牙的情况在临床上不少见，有些是主动要求，有些是被周围的朋友或者家长"怂恿"。常见被怂恿的人群为追求美观的女性患者，她们面临的问题多是牙齿不齐、四环素牙、氟斑牙或变色牙。年龄多在20~40岁。20多岁时可能与入职、婚姻状况有关，30多岁多与家庭情况有关。特别是20世纪70~80年代出生的四环素牙患者、氟斑牙患者，这一群体中有经济条件的人早期都做了烤瓷牙。但经过20年后，她们后悔不已，为什么？她们的烤瓷牙大多出了问题，严重的可导致天然牙拔除，可想而知，缺牙后必然面临第二次镶牙的问题，甚至多次镶牙。

美观需求镶牙满足了心理上的需求，但也给余留天然牙造成伤害，特别是四环素牙、氟斑牙等无牙釉质或牙本质发育不良的患者。镶牙主要是满足功能需求，不能一味满足心理需求。一旦做过烤瓷牙，其牙体完整性破坏将导致一系列牙齿问题。当然，如果天然牙本身已有缺损，还是可以适当保护性镶牙。这里给大家讲一个小故事：有一位患者去镶牙，医生发现他喜欢白色的烤瓷牙，故而把颜色不同的烤瓷牙进行价格分级，指着比色板给患者介绍价格。实际上，烤瓷牙主要根据材质和工艺收费，鲜有根据颜色收费的。这个故事成了行业笑话，也反映了患者的无知和医生的无良，所以要避免这些情况的发生，患者也应该有足够的认知。

牙列不齐的情况去镶牙多是为了工作面试、交往异性朋友等。有的人为了拍婚纱照而选择把不整齐的牙齿磨掉一部分，戴上烤瓷牙达到美观效果。一些演员或者明星本来是一口不好看的牙齿，换上烤瓷牙后马上就变漂亮了，但多年之后明星在牙齿上的花销和所经历的痛苦没有写在脸上，不为世人所知。实际上，烤瓷牙对天然牙有一定程度伤害，天然牙需要磨除外围坚硬的釉质层才有做烤瓷牙的空间。烤瓷牙虽然坚硬，但烤瓷牙与天然牙之间有一层粘接剂，这些粘接剂可以部分溶解或者崩裂，从而影响天然牙和烤瓷牙的使用。

　　牙齿是生命器官，并非铁石一块。镶牙恢复不了牙齿的生命特征，且往往还会破坏其生命力，最常见的例子是在天然牙上套牙，有人还定义其为美容冠。实际上，为美观而镶牙会对天然牙造成很大伤害。有些职业人如演员，可能因为职业的要求不得已而为之；但作为普通人，完全要慎重善待天然牙。

2.4 镶牙时妥协性方案可行吗？

妥协性镶牙主要指部分修复缺失牙的方案，大多数应用于颌骨缺失患者，他们经历过外伤或颌骨的部分/全切手术，按常规镶牙或种植镶牙均受到一定制约。部分颌骨缺损患者即便经过植骨手术后颌骨得到部分修复，也不宜按原有天然牙牙列情况修复，这主要考虑的是现有牙床的承受能力。实际上，上下牙列只要有2～3对牙齿即可以完成咀嚼，其功能低于正常水平，但仍可以完成咀嚼活动。如果勉强在植骨处进行镶牙，其功能修复也非常低下，而且对植骨处有一定伤害。

有这样的一个病例，患者小时候生病导致颌骨发育畸形，后来又由于肿瘤部分切除了下颌骨，只留下2个下颌牙齿吃饭。几十年来他习惯自己只有2个下颌牙吃饭，当他60多岁时，下颌的2颗牙齿松动失去了咀嚼功能，在拔除2个松动的天然牙后，在原位种植了2颗种植牙，他又恢复了原有的状态。所以，在综合考虑健康、功能、美观的情况下，可以进行妥协性治疗。至少目前为止，妥协性修复的预期是可以接受的。

2.5 老年人镶牙不一定要太齐整？

习俗往往是一个地方人们生活的准则，也是医疗行为中需要遵守的圭臬。世界上的民风民俗千奇百怪；而在中国更是十里一风，百里一俗。世界各地与牙有关的习俗不少。如马赛人成年前直接把门牙拔掉以迎接成年人生活；我国西双版纳人成年之前用金箔或银箔镶牙或者将牙染成黑色、金色或紫色，以示即将成年；在埃及，小朋友把乳牙抛向天空并朝太阳祈求新牙；而巴西则把乳牙抛给小鸟，祈求小鸟叼走并送回一颗新牙。相信我们当中也有很多人曾在乳牙掉落后，将下排牙丢上屋顶，上排牙丢在床底。

广东地区是一个习俗较多的地区，行花街、喝凉茶就是最具特色的习俗了。广东人很注重意头、讲禁忌。舌头的"舌"与折本的"折"谐音，舌发音就成了"脷（利）"。广东人在镶牙方面也有一些习俗和禁忌。有一位老奶奶，她下颌的14颗牙齿早缺失了，戴用活动牙多年，活动牙不稳固，很不好用，于是向医生要求给她种几颗种植体帮助固定一下活动牙。镶牙的时候她特地要求不要镶14颗牙（镶半口牙齿一般是镶上14颗假牙），13颗就行了。医生问她为什么？她说现在她年纪大了，儿孙满堂了，自己不能太满以免欺儿孙，要有些欠缺，所以，牙齿也不能镶满。而且，老太太还要求牙齿不要排列太整齐或者有太"刚"的感觉，总之，就是要求牙齿看起来要与年纪特征相符。还有一位北方的老年患者向医生要求下半口镶牙数要为16颗，他的口腔情况比较特殊，上前牙特别哨，前牙根本咬不上，可能多镶后牙方便咀嚼。所以，在镶牙的时候，患者可以把自己的想法告诉医生，医生会尊重患者的合理要求。良好的沟通是解决问题的基础。

另外，从外观自然度的角度讲，假牙太整齐时显得比较假。假牙的修复不仅体现了口腔咀嚼功能、美观需求，还可以映射地方文化、风俗等，因此，镶牙时一定要尽量把自己的要求告诉医生，避免信息不对称而导致效果不满意。

2.6 如何避开镶牙中的灰色地带？

也许每个行业都有一些灰色地带，镶牙行业也免不了。镶牙本应该是医学行为，但它同时也是一种商业行为，存在营利性就可能存在灰色地带。镶牙材料、设备、工艺都具有可选择性，有时这些可选择性包含了潜在诱导性消费等复杂的因素。从患者的角度，需要考虑支付能力、性价比等；从医生的角度需要考虑的是远期效果，有时也考虑社会效益与经济效益。

把镶牙定义为医学性镶牙还是商业性镶牙主要看行为取向，同时，也不能否定商业性镶牙，因为有一部分患者消费能力很强，需要提供高端产品与服务。镶牙有时像买一件衬衣，10元钱的可以穿，100元钱的也可以穿。但现在的问题是什么？是有的商家宣传100元的衣服才可以穿，向消费者屏蔽10元的衣服。这种做法可能出于两种原因：第一，医生的主观判断认为价格高的就一定好，一分钱一分货；第二，为了更高的经济利润。

过度治疗为业界所诟病，医者常嗤之以鼻，患者常痛心疾首，但却时常发生而不为人知。过度治疗可以简单分为逐利性过度治疗和认知性过度治疗，这两者同样会伤害患者的利益。过度治疗是一种社会现象，无论国内还是国外都存在这种情况。大多数情况下，医疗活动是与经济效益有关系的。医疗机构是医疗活动的主体，在过度治疗现象中，医疗机构扮演很重要的角色，这与整个医疗保障体系有很大关系。同时，过度治疗也是一个认知问题，医生的认知水准影响患者"被治疗的程度"。过度治疗有时甚至是整个行业认知水准的问题，医学界对疾病的认知是有过程、渐进的，那么其治疗手段也相应是有阶段特点的。当认知、技术水平发展到一定阶段再往回看时，医生才会发现以往的处理方式是有问题的。

镶牙中最常见的过度治疗是增加镶牙数量，如一颗牙坏掉了却把一排牙都戴上烤瓷牙；满口种植28颗或者更多种植体；最隐秘的过度治疗是修复的方式，一颗牙缺损很小，本可以通过嵌体或者部分冠方式修复却采用全冠修复。还有一种情况：半口缺失种上6～8颗种植体就可以达到理想效果，而医生却给你种上了14颗种植体，多出来的那一倍甚至一倍以上种植体就有商业性种牙的可能。当然，这种情况也可能出于医生的认知水平不一样或是患者的个人意愿，因为缺牙后种植多少颗合适至今在专业领域也没有确切的定义。反而，种植体植入数量太少还影响远期效果。如何避免过多商业性镶牙？主要在于医患沟通。医生需全面告知患者各种选择，不能把商业利益置于患者的权益之前，不要让患者觉得医生不在行医而在经商。牙科行业虽有其特殊的商业性质存在，但医患双方也需在治疗方案的选择上达成共识。在口腔医疗行业，一方有告知的义务，另一方有选择与知情同意权利，只有在双方都认可的情况下开展镶牙才是合法的。

避免过度治疗有赖于医生与医学界认知的发展，不少过度修复是医学认知的局限性所致。譬如嵌体修复减少了天然牙的磨损，但嵌体的固位不如全冠；种植数量过少，分散受力的能力就差。有时候，一颗残牙或残根牙可以通过桩核加固，再装上烤瓷牙修复，但医生认为这样做不牢固，而把邻近的牙一并联冠修复，造成了该邻牙受损。当然，如果所需修补的残牙或残根稳定性不好，也可以考虑与邻牙联冠修复，但最好避免伤害一颗健康的活髓牙。如果需要一起修复邻牙，医生也一定要告知患者可能会造成这颗健康活髓牙牙髓坏死。

所以，人们常说的过度治疗的确存在，但大多是认知差异的问题，恶意的过度治疗还是个别现象。如患者可能只需镶上一颗牙即可，但有些医生会诱导患者镶上两颗或更多牙，理由是这样更牢固。或者把还可以利用的牙齿拔除种植，这种做法造成的伤害非常大，利用天然牙联合修复可能可以让牙齿使用很长时间，但少数医生可能为了经济利益或者本身知识欠缺而拔除还有利用价值的天然牙。在临床上，经常可以见到利用天然牙成功修复的病例，这些病例按教科书标准是设计不合理的，但临床上非常成功。这可能是教科书参考了国外资料或者标准。

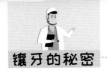

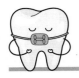 ## 2.7 镶牙越贵越好吗？

贵的东西通常体现了其本身的价值和稀有程度。但从个人出发，是否选择贵的东西既要看有无需求，也要看是否合适。一味追求贵的东西可能会偏离事物本源，就像黄金再贵也不能当饭吃。另外，市场上存在误导消费者的情况，而误导这一点正是商家追求最大利润的重要途径。

镶牙材料以及新工艺一直是牙科市场的卖点。这些新工艺往往包含新设备，商家可能为了迎合消费者某种心理需求或及早收回固定成本而高价推销其新工艺，但实际上，这些新工艺临床验证时间不长，效果也不肯定，例如3D打印烤瓷冠、数字化种植牙等概念。顾客之所以选择贵的，是期望其质量更有保证、效力更持久，少数商家或不良医生正是抓紧患者这种心理，虚高抬价，误导消费。对于这种问题，一方面需要提高行业自律；另一方面，患者也不要一味追求贵的假牙，选择适合自己的就好。

市场的价格既由市场行为影响，也由社会心理行为影响。经常听到有人说"我的种植牙几万"之类的话，实际上，几万可能与另外一个人的一万或者几千的种植牙是一样的。但这也不能就说这个医生没有良心，因为这个医生可能认为价格里面包含了其个人的能力、技术价值。就像一幅画，看似差别不大，但出自不同的画家其价格就相差甚远，商业性医疗行业也具有这样的属性。公立医院的价格虽然由政府指导，但不同医生、不同患者或者不同地域，其价格也是有差异的。牙科治疗个性化太强，不是一个标准产品，这也与病情差异有关。所以，同一医生，同一病情，不同时间，其镶牙费用也可能有差异。年轻时种植牙可能不需要植骨，或者种植左侧时不用植骨，但种植右侧时需要植骨，因此，最终的牙科治疗费用也与病情变化有关。镶牙贵不贵可能更多地体现医生技术的价值，一个医生的价值在于他的技术、经验和学识等等，医疗耗材及服务费用所占的比例是比较少的。国家非常重视种植牙的服务价格，作为国家的公立医院，国家一直有指导价，备案制。对于民营机构，国家也要求价格透明，不能搞价格欺骗和价格陷阱。笔者认为医疗价格尊重市场行为，但市场不能超越人民的需求。

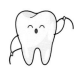

2.8 如何选适合自己的口腔医生和处理好医患关系?

在大众的心目中,医生越老,经验越丰富,特别是老中医尤为被患者接受,因此,患者们选医生多喜欢年龄大的高年资医生,这样的心态无可厚非。

但口腔医生相对于中医或西医某些专业而言,体力、眼力、经历同样重要,特别是口腔医疗的操作性很强,常常要做到眼到、手到、脑动,各方面协调才能完成好修复工作。可想而知,没有体力支持是不行的,因此,选镶牙医生不能一味追求高年资。高年资医生经验丰富,但体能不如年轻医生,有时会出现手抖、眼花、头晕等身体反应,从而影响治疗精准度;而年轻医生有充分的体能,同时还有知识更新快、接收信息量大等优势。年轻医生最令人不放心的地方是经验不足,所以患者在确立治疗方案的环节可征求高年资医生意见,具体方案实施可选择年轻医生。

另一方面,患者选择高年资医生也许存在感情因素,可能长期由某位医生诊治,已建立稳定的信任关系,不相信其他医生或不愿意更换医生。口腔治疗的基本操作是比较简单的,年轻医生只要从业3~5年就完全可以完成口腔门诊大部分的口腔治疗操作;同样地,镶牙的基本操作其实也非常简单,相对而言更重要的是治疗方案,要做好医患之间的有效沟通,向患者明确哪些牙可以保留,哪些牙保留没有意义,现阶段应该选择怎样的修复方案,后期的问题可能有哪些,以后的问题如何处理等。

患者到医院挂号选医生还可能看重名气,包括学历、职称、职务等,患者不同,取向不同。有些患者注重医生的学历,喜欢选博士;有些患者注重医生的职务,喜欢选院长、科主任;大部分患者注重职称,喜欢选主任医师,而不是普通医师；还有不少患者有崇洋媚外的心态，总认为国外的比国内好。实际上，在很多应用领域，国内的比国外强。口腔医生需要不断地操练，国内医生的临床经验远远超出国外医生的临床经验（图2.8.1~2.8.2），当然，国外也有优秀的医生。

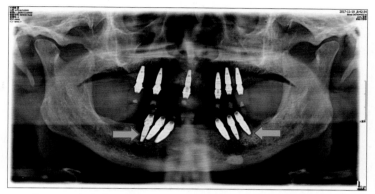

图2.8.1　患者在国外种植的6颗种植体，在未完成修复前脱落

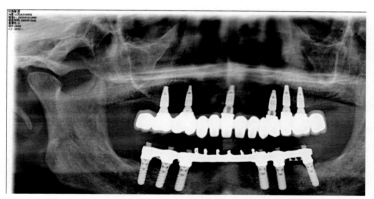

图2.8.2　上下均为在国内完成的种植修复，效果良好

从患者角度出发，选医生注重这些不会有错。这些东西都代表了对医生经历和能力的认可，但过分强调名气也没有必要。首先，学历高主要反映研究水平，相对而言，其临床相对不熟练程度可能更大；而职务主要反应管理水平；职称则在一定程度上是临床与科研积累的结果。相对而言，职称高的医生临床水平要高。一般情况下，患者选高学历或者高职称的比较多，学历和职称反映

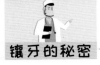

了医生的知识结构和成长经历。然而，医学是经验为主的临床实践科学，实践经验也非常重要。

一个有责任心的医生不仅有不断学习的习惯，还有碰到困难不退缩的品质。任何人都有知识的盲区，但医院有严格的会诊制度、请示制度，这些都要求低年资医师向上级医师请示指导；社区医疗机构有严格的转诊制度；私营机构也可以提供医疗保障，因此，一个责任心强的医生可以通过这些加以保障患者的权益。高年资优质医生是少数，所有患者都挤占这部分资源时就必然导致资源不足，看不上病或者高年资医生工作量太大而只有降低质量，这样勉强满足只能让医疗质量打折扣。

医患间的互信关系比单纯的名气更重要。医患双方互相信任是解决问题的基本前提，有些常规疾病根本不需要找大名气的医生，重要的是找到可靠的医疗机构。医患关系是人际关系中很重要的一个部分。一个人的一生中有好的家庭、好的老师和好的朋友非常重要，但如果有好的医生为您的健康保驾护航就更完美了。中国社会历来求"仁"，求医生仁心仁术，求统治者仁政，求社会仁爱。仁是义、礼、智、信的基础。处理好医患关系就是仁的表现。而要想实现"仁"，医生与患者间的"信"是最关键的。医生治好病人是天职，义无反顾。信这个词等同于人体血液，血液质量既是身体状况的反映，也影响身体的状况。患者是否忠诚既反映了医患信任的程度，也影响医患关系的发展。医学是经验科学，有成功，也有失败。忠诚就是一起面对这些。医患之间的忠诚实际上是医患对生命的尊重。医疗行为跨出尊重的范围，将失去医学的本质意义。

患者的信首先表现在对医生的信任，目前有少数患者对医生的信任较弱，主要原因在于一方面少部分医生在有些情况下失职或失德，另一方面患者有时会片面理解医生的行为。任何事物都有两面性、相互性，"信"的医生是"信"的患者的基础，真正不讲理的患者很少，带有非医疗意愿或者说医闹来就诊的患者极其个别。患者做到信的含义，至少应包括：①毫无隐瞒地告知病情，不要隐瞒真实就诊想法；②不要随便更换医生，不要因为给你诊治的医生名气不大而更换，因为"临阵换帅"也是医家大忌，当然如果你觉得医生的方案或态度有问题时可以更换医生；③不要有意、过度地评价医生，过度的评价可能对医生产生干扰，打破和谐医患秩序。纯粹的医患关系就是医生治病救人，升华的医患关系就是坐虎针龙，以求济世。

　　其实，医患之间是可以很好相处的。现在的人们都很重视健康，对医生十分尊重。虽然现在的医疗支付系统和医疗环境仍有不断改进的空间，但与其他国家和地区比较，国内的医疗优势还是非常明显的。国内的临床治疗水平不比国外差，甚至更好，另外，医疗资源丰富，疾病治疗不需要长时间预约，能避免错过治疗时期。医患双方应该就现有的条件一起加强健康社会建设，和谐、健康的医疗氛围是健康中国的应有风景。

2.9 如何选择合适的种植牙机构？

种植牙的广告满天飞，报纸、电梯、公交车到处都是。一方面，种植牙的广告一定程度上提升了大众的缺牙修复意识，为推广牙齿种植技术起到积极作用；另一方面，也存在虚假引诱的嫌疑，这让老百姓产生了选择的烦恼。

众多的广告主要源自民营牙科医疗机构，体现了市场竞争激烈之现状。民营医疗机构之所以要打广告，无非是市场竞争的需要，但少数民营机构为了占有市场，虚假广告也屡见不鲜，例如"日式仿生牙"这样的广告。另外，民营机构里的专业人才存在良莠不齐的问题。在诊治方面，也显得有点"来者不拒"甚至"霸王硬上弓"，不过，这都是10多年前的事了。国内民营口腔医疗机构发展很快，而且越来越规范，特别是广东地区口腔医疗机构的规范化程度非常高，广告越来越少，技术越来越高，这是非常可喜的事情。民营口腔机构的环境、资质都在不断提升，不少高端牙科机构的就诊环境非常人性化，能更方便地服务广大群众。

公立医院不用广告来招揽患者，知名公立医院一号难求，特别是知名专家的号更为稀缺。尽管如此，公立医院专家的业务能力也不一定就比民营机构专家的业务能力强。而且，一个常见的现象是公立医院有名的医生一号难求，而当他到了民营机构则少人问津；一个普通的医生到了大医院上班，求诊的也不会少。这反映了公立医疗机构平台在民众心目中的影响力还是比较大的。

如何选择种植牙机构呢？其实可以多比较，从治疗的方案、费用及可能使用的材料等入手，并对医疗承诺以及主诊医生作一些了解。种植手术比较简单，需要一定的经验，也需要一定的耐心，对种植医生的责任心要求比较高。种植是口腔治疗中比较繁琐且易出现各种小问题的，一经治疗便需要医生长期追踪并及时处理一些后续环节，如螺丝松动、食物嵌塞、崩瓷及折裂等。

在选择上，有时也讲究缘分。名医是社会稀有资源，患者追求名医可以理解，但建立良好的医患信任关系更加重要。医生有成长期，其技术的成熟和经验的累积也需要时间。高手在民间，发现自己身边的好医生，互相信任可以减少选择的困惑。民营医疗机构就诊更便捷，只要建立良好的信任关系，也不失为一种好的选择。

老百姓看牙为什么总往公立医院跑？原因很简单，公立医院姓公，有保障，但最大的问题是不方便还受气。公立医院是提供公共服务的主要场所，以保民生为最基本、最主要的立足点，理所当然应该为老百姓提供民生保障服务。

但目前公立医院的补偿机制不到位，医院需要靠挣钱维持运转。公立医院也参与了市场，这样就不免产生一些为社会所诟病的现象。公立医院是国家医疗服务体系的主体，是保障民生的社会机构，还是培养医生的重要机构。但其社会职能如果不到位就会增加医患纠纷。公立医院既主导社会医疗服务，又参与医疗市场，这样与民营医疗机构形成一定的市场竞争，民营医疗机构经营压力增加导致少数民营医疗机构出现一些影响不好的个例，加上媒体作用让老百姓对民营医疗机构不信任。实际上，公立、民营医疗应各有侧重、互为补充。民营医疗机构要建立良好的市场环境，必须加大民营机构自由度和行业自律，提高社会认可度。医疗很难形成产业，而一旦形成产业，老百姓必为之买单，医疗也是一种特殊的服务，应带有大爱大善，而不是成为令人生畏、滋生黑暗的地方。

口腔疾病发生率非常高，异地就诊显然不方便，口腔疾病诊治应该社区化。口腔最常规的操作就是拔牙、补牙及镶牙，这些治疗非常简单，完全可以社区化，世界上不少国家和地区的口腔服务基本上已实现社区化。目前，国内口腔社区化也发展迅速，相关行业协会或组织也在行业自律方面做了很多工作。让大众真正在诊所医疗中受益才能体现社区化诊所的价值，也才有诊所生存、发展的空间。

2.10 镶牙后不满意，问题出在哪里？

镶牙后感到不满意怎么办？不用担心，一定有解决办法。首先分清楚不满意的原因，是医疗质量问题还是医务人员的服务态度问题？另外，有时也要想想是否是自己的心理问题。首先，镶牙对生活状态多少有些改变；其次，镶牙必然存在适应与否的问题；再次，镶牙以外的状态，包括生活、经济、家庭及全身状况等，也会影响镶牙适应的问题。所以，有时寻求心理医生的指导是有益的。

镶牙时质量问题很难避免。镶牙涉及的环节很多，医生既要有医疗的判断，又要有对加工的假牙质量问题的判断。一般而言，医生可以比较好地判断医疗上有无瑕疵，但所加工的假牙有时特别难判断，尤其是种植假牙。有时种植牙要求的精度达到微米级，这不是肉眼可以分辨的，另外，材料内部缺陷或者加工隐患更加难以排除，幸好这些都是极小概率事件。作为患者，不用担心这些情况，因为材料供应商和医院都有相应的质量保障承诺协议，以保证患者的权益。如果是服务态度、沟通不满意，这个很好解决，医院一直都在加强医德医风建设。国家也非常重视这一块，每年公立医院绩效考核都有满意度调查，没有一家医院不重视这一块。据国家近几年数据报道，患者满意度还是很高的。当然，如果是自身心里不愉快，那就可能要自己找自己的问题了。不少人拒绝看心理医生，认为自己身心没有问题。实际上，看心理医生并不是为了遮掩镶牙后出现的问题，而是期待通过心理认知作用改善身心状态。心理问题的诊断不像身体疾病是可定量化的器质性改变。排除身体损伤而人体产生疾病样症状是怀疑心理问题的基础，这或许是目前认知上的局限性，可能将来可以定量化器官或者生化指标等变化。

看心理医生并不是一件见不得人的事情，不能把自己陷于心理问题的纠缠中，积极地面对问题是解决问题的基础，心态很重要。当一个人处于积极状态时，可以激发身体免疫系统，提高自身抵御疾病的能力。有时候主动看心理医生可以排除心理问题，保持乐观、豁达、自信的心态有益于身体健康。在镶牙过程中，当遇到不顺利的情况时，要主动大胆与医生沟通，只有医患双方共同努力，问题才能更好地解决。只有医患共同面对"敌人"时，疾病才容易战胜。所以，良好的医患关系就等于治好了一半的疾病。

从笔者多年的临床镶牙经验来看，患者镶牙后不满意主要是镶牙的细节做得不够好，真正属于心理问题的很少。作为患者，要给医生时间去解决问题。万一不行，可以更换医生试试。个别医生可能会碍于面子拒绝承认自己的认知漏洞或不足，这样的情况下可以更换医生，其所涉及的费用可以与原来的医生交涉。

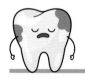 ## 2.11 种植牙有哪些禁忌？

20世纪60年代，种植牙在瑞典诞生，当地口腔专家Brånemark留意到有趣的现象，动物骨组织与植入的钛金属能紧密结合。随后，他将研发的钛种植体应用到口腔，至此，口腔界迎来了种植牙的时代。种植牙是指在缺失牙的位置上埋下金属牙根，以此替代真牙牙根，待金属牙根与人骨结合良好后，再在牙根上粘戴或螺丝固定与真牙几乎无异的牙冠。这样的修复不仅成功率高、手术时间短，而且无须磨损真牙、稳定性更好，可有效防止牙齿缺损后牙槽骨继续萎缩，最大限度恢复咀嚼功能。如果注重保养维护，大部分种植牙寿命能超过20年。

种植牙作为一种与天然牙功能、美观效果相似的修复方式，在全世界范围内被广为推崇，已成为不少缺牙患者的首选。然而，专家认为，种植牙虽是很好的缺牙修复方法，但不一定适合所有人，且种植时机、种植数量等的把控非常重要，患者不可简单认定"缺牙就得种植"。

种植牙有禁忌证。

未成年人颌骨发育没有完成，种植牙会影响颌骨的发育，因此，青少年种植是禁忌的。身体的系统性疾病也会影响种植，除了绝对禁忌证如严重的骨代谢疾病、心脑血管疾病、精神疾病外，一些口腔状态不佳、有未治愈的口腔内良恶性肿瘤患者也不适合种植牙；另外，严重的磨牙习惯及口腔卫生不良也是种植的相对禁忌证。熬夜、酗酒及抽烟等都是做种植治疗后非常禁忌的，为了种植戒烟的确很难，但抽烟的量最好控制一下。有的人一天两三包，这不仅对种植牙不友好，对身体也不友好。需要强调的是，做种植治疗后千万不要熬夜，要多运动多晒太阳，记得要晒后背。

对于有种植牙的相对禁忌证的患者，可以通过适当的身体调节或者治疗后再行种植。如果种植后不注意自身的健康习惯，则会影响种植牙的使用寿命，因此，动态地看待种植禁忌问题，不要太担心种植对自身的影响，一般可以拔牙的情况下就可以种牙，其手术对身体伤害非常小。

2.12 牙齿好坏对人的影响有哪些？

人们知道牙齿好坏直接影响到吃饭，吃得不好会影响食物消化。牙齿不够力，想吃一粒花生米，不能嚼碎来感受花生的香味，实在难受。如果前牙不好看，影响到美观和人际交往，找个工作面试都受影响，还有前面讲到的"漏财"迷信等问题。

上面的这些影响都是表面的，或者大家比较清楚的。牙齿的好坏与牙齿相连的颞下颌关节以及全身健康关系密切，比如老年痴呆就与牙齿早期缺失有明显关系。从功能的角度算算牙齿好坏对身体的影响这一笔细账，非常惊人。牙齿坏掉了或者缺失后，咀嚼功能大大下降，同时增加余牙的功能负担。笔者在临床中发现磨牙缺失或者功能缺失后人群咀嚼效率只有正常人群的50%。一般情况下，吃一餐饭的时间在15分钟，但牙齿不好的人吃一餐饭可能要花30分钟甚至更长。一天三餐可能累计要多花40分钟，一个月可达20小时，一年可达240小时，以8小时工作时间计算，一年差不多有一个月的工作时间在吃饭。可想而知，如果要想在社会中取得竞争优势，必然需要更加努力。在社会中那些能够取得成功的人牙齿一般都很好，他们大部分吃饭快，做事干脆利落。实际上，吃饭的习惯也影响做事的风格。这好像跟平时提倡的细嚼慢咽以保护消化道的观点有些矛盾。但笔者认为，不管狼吞虎咽还是细嚼慢咽都偏离了正常的咀嚼模式，整个消化道也需要与食物的精细程度进行功能匹配，过粗的食物会加重消化道负担，过细的食物会减退消化道的蠕动能力。当缺失的功能牙恢复后，整个人的精神面貌都会极大地改善，这与咀嚼效率恢复有很大关系。这些人的自信心极大提升，牙齿重获新生，整个人是焕然一新。

2.13 从镶牙中谈"致良知"

人们一旦开始追求良知以外的东西，世界便变得混沌。不管你是一名牙医，还是一位求医者，在面对口腔健康的时候，健康问题大于一切，应坚守生命至上，健康第一的原则。健康是每一个人追求的共同目标。

作为缺牙的群体而言，口腔健康出现了问题，需要镶牙、恢复口腔功能是"天理"，这是必须满足的，医学的目的也是满足健康的需要。任何人只要缺牙了、出现咀嚼困难了，他就应该有权利去获得镶牙的机会。镶牙并不是要始终保障满口28颗牙齿，不同情况下缺失几颗牙是可以接受的，不同年龄阶段牙齿数目不是绝对的。牙齿的主要功能就是咀嚼食物，不同年龄阶段、不同食谱对牙齿的要求可以不同。当然，医学上的缺陷可以接受，内心的缺陷不可以认同。

牙医，是为人们的口腔健康而工作的，而不是以量化镶牙的数目来取利的。口腔医生需要不断格物以提高专业水准，认识事物之理，达到致良知状态。心的通透会自然映射知的本来面貌。当医者的心被物欲尘掩时，理就不再存在，口腔健康神圣的工作就变得混沌无序、乱象丛生。神圣的镶牙工作就成了一种不为接受或者人所不齿的行为。作为牙医，一方面不可能都像古代颜回那样箪食瓢饮地生活，另一方面也不可能像极少部分腐败分子一般酒池肉林奢靡地生活。牙医应该不断提升认知，把健康作为使命，为广大人民群众的健康服务。

镶牙是一种可选择的医疗行为，医患双方的沟通至关重要，患者可以大胆地向医生提出要求，这样可以消除彼此的误解，促进和谐医患关系。实际上良知这种东西也是彼此信任的基石，只有建立在充分信任的基础上的医患关系才是切实可靠的。作为患者，要积极配合医生的工作，在镶牙的过程中要充分表达自身诉求。医患应该成为战胜疾患的共同体，有共同的良知，才能共同拥抱健康。

Part 3

认知问题篇

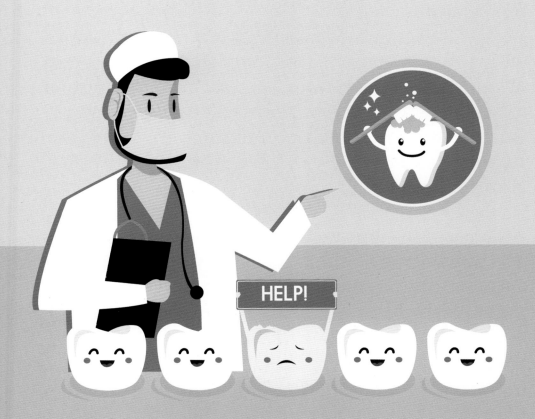

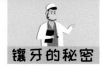
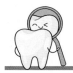

3.1 牙外伤24小时后还可以保留吗？

牙外伤是指牙受外力作用引起的牙损伤、牙脱位以及牙折裂等情况。牙外伤程度直接影响其保留价值与风险，牙损伤后最主要的病理变化是牙齿内外吸收，就像一片桑叶渐渐被桑蚕从内到外吃尽，有时候还没等吃尽，牙就折断了。

牙外伤后的保留价值具有不确定性。有一位患者，在两颗前牙外伤脱落5天、被多处医疗机构拒绝再植（一般而言，24小时内可进行脱落牙再植）的情况下进行了再植牙，结果8年后一颗前牙因为牙根吸收折断，另一颗前牙依然可以正常使用。如果当时不进行再植而进行其他修复方法，其结果肯定不如再植，失牙后牙槽骨（牙床）会加速萎缩，即使在失牙位种植也不可避免。这个病例表明目前的常规治疗方法不一定完全正确。随着技术的不断进步，原来的常规方法是可以被打破的。

牙外伤最常见的情况是折裂。对于部分折裂情况，往往打磨光滑就可以了，不需要太复杂的治疗。但有些折裂所导致的后期影响难以估计，牙折裂线可能多发，虽然折裂线可能是1~2条，但折裂纹还可能继续生长，所以，牙折裂远期效果难以估测，太复杂则治疗意义不大。这种不明朗的情况有可能影响治疗效果，患者和医生都应该有这方面的考虑。临床上有不少因为这样的情况让患者不满意、医生不理解的，实际上，这是双方认知不足的缘故，所以治疗前要有充分的了解和告知。

牙外伤致牙拔除是一个慎重的抉择，不可轻易拔除。一旦拔除，紧跟着可能就需要种植牙修复，外伤牙种植修复风险具有特殊性。外伤除了伤及牙齿外，多造成牙床损伤，牙床损伤后牙槽骨的恢复不确定性极大，影响种植牙成功率。特别是前牙区，外伤可导致前牙区牙床严重萎缩，种植体周围缺乏足够的骨支持，致种植体暴露，极大影响了前牙区美观和远期成功率。

　　牙外伤后的种植时机把握很重要，根据损伤组织确定种植时机，可以减少术后不良事件发生。外伤后即刻种植风险较大，一般在外伤修复后2年左右种植较安全。牙外伤后最好保留余留的牙体组织，特别是年轻人应该尽量保留受伤的牙齿，牙有丰富的血液供给，恢复能力强，当保留了天然牙牙根的时候，牙槽骨自然就保留下来了；否则，天然牙丧失后，牙槽骨很容易萎缩，这也是外伤拔牙后种植高风险的重要原因。随着年龄增加，牙槽骨萎缩的速度会加快，特别是女性绝经期后牙槽骨萎缩明显，因而，女性患者需要更加重视天然牙的保护。

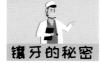

3.2 缺失牙后镶牙，首选种植牙吗？

种植牙始于20世纪60年代，半个多世纪过去，口腔种植牙已在全世界范围内被高度认可。种植牙作为一种与天然牙功能、结构以及美观效果十分相似的修复方式，甚至已被不少口腔种植修复专家作为缺牙患者的首选。然而，任何事物都不是绝对的，不可单一把种植牙作为缺失牙修复的首选。

除种植牙的绝对禁忌证外，种植牙的相对禁忌证是判断种植是否适合的一个主要方面。种植牙的绝对禁忌证主要是涉及可能有生命危险的手术禁忌证以及严重的骨代谢疾病等，相对禁忌证主要是全身系统性代谢疾病以及口腔条件差等。种植牙的相对禁忌证考量主要是风险评估上，这一点学术界存在争议。不同的医生对相对或者绝对禁忌证的把控也存在差异，特别是在相对禁忌证认识上差异较大。患者可能在找到某一医生时的结论是不能种植，而另外的医生结论却完全不一样；或者这个医生的种植方案需要植骨，另一个医生的方案不需要植骨。

本文主要阐明的内容是种植牙不能只考量缺牙因素，还要考量患者的年龄、性别、功能等其他因素。种植牙不可能使用一辈子，一辈子不可能反复植牙。因此，种植的年龄因素一定要考虑，如果缺牙过早，假设种植牙可以使用20年，患者是否计算过一辈子要种植多少次？目前，国际上报道的种植牙5年成功率在98%左右，10年成功率在95%左右。女性在不同年龄阶段激素水平变化较大，激素水平与骨代谢相关，这也是要考虑的重要因素。某些非功能牙缺失后不适应种植牙修复，特别是下前牙单个缺失，种植的意义是有限的，完全可以考虑固定桥或者活动牙修复方法。一颗牙的缺失往往不是孤立的，邻牙多有问题，如果缺失一颗就种植一颗，极有可能造成满口种植牙的状况。所以，笔者提出了种植牙的阶段性与顺次性观念，要把种植时机与一辈子种植需求结合起来考虑。种植牙主要是恢复口腔的咀嚼功能，也一定程度上满足美观要求。因此，对于那些功能要求不高的缺失牙修复就不一定作此选择。

单一地进行"缺牙就种植"是非常简单的，但实际上，种植牙方案的确定是一个非常复杂的问题，只有把种植牙与全身健康紧密结合起来，把当下健康与未来健康结合起来，才能制订服务于终身健康的优化方案。总体而言，种植牙较传统镶牙有很多优点，但就具体的缺牙情况是选择种植修复还是传统修复方法需要考虑的因素较多。个人观点认为，选择治疗方案需要把时间拉长，从终身健康角度考虑。任何修复方法都有使用期限，所以，选择修复方法具有阶段性特点，应选择对身体损伤小、获取咀嚼功能强的修复方式。有些患者认为种植牙好，可以保终身，因而过早要求医生拔除天然牙，有些医生因其认识水平或其他方面因素（如经济利益）也可能过早拔除患者的天然牙，这些认知或做法都是错误的，对患者不利的。

而在理解"损伤小"的问题上，反映了一个医生的水平和智慧。"损伤小"至少需要考虑两方面的问题。

（1）考虑所采用方案对终身健康可能带来的伤害。传统固定修复一般要磨除天然牙外围部分1～2mm。对于健康的天然牙，磨除牙体可能伤及天然牙牙髓组织（牙神经和血管），导致牙齿失去神经支配与血管营养，显然，这对天然牙是致命伤害。但是，如果天然牙牙髓已经坏死或者牙周状况差，天然牙本身又需要通过烤瓷牙修复或联接加固，那么可以优先考虑传统固定修复方法。当然，这种做法也不是绝对的最优选。假如实施传统修复有10年的使用周期，但10年后由于身体原因如年龄太大或者心血管疾病等不能接受种植，这样就会失去种植修复机会。

（2）过早种植的弊端常见。一小伙子22岁时前牙外伤，当时医生进行了种植修复，但效果非常不好，种植修复6年后发现有异味，持续4年时间多处求医，效果仍然不好，只有选择拆除种植体（图3.2.1～3.2.2）。医生拆除种植体时发现骨吸收非常明显，再次种植非常困难，而小伙子才28岁，往后的人生道路还很长，以后镶牙只能靠活动牙，如果当时选择传统固定桥修复，出现

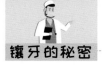

这种情况的可能性非常小。当然这也与医生的治疗水平有关，医生治疗水平不同，治疗效果相差较大。

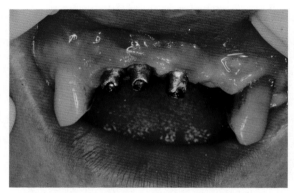

图3.2.1　男，28岁，22岁时前牙外伤种植了
3颗种植体，前牙区一直流脓4年

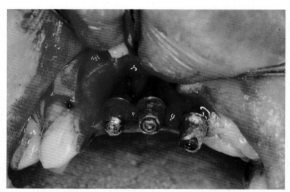

图3.2.2　种植体翻开暴露后发现种植体周围的骨吸收
殆尽，仅仅2mm左右的骨质支持

　　所以，在选择治疗方案时很多问题都要考虑，主要是考虑长远一些，不要只顾眼前、局限、片面的因素。

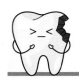

3.3 镶牙中哪个环节最重要?

要镶牙了,选医院重要,还是选医生重要?其实,镶牙最重要的环节是方案设计。镶牙并不复杂,复杂的是镶牙方案的确定,正确的口腔治疗方案的重要性就像打仗时的作战方案一样重要。口腔治疗多为不可逆治疗,任何治疗或多或少会对机体产生一定影响,这种影响可以即时发生,也可以在数年或者10年之后发生,其影响是一辈子的。最近国家医疗保障局要求控制种植牙费用,这是好事。实际上,种植牙材料费是有限的,但种植技术的差异与永无止境是种植的最大价值。

最简单的例子,比如患者缺失一颗牙,是选择不处理、镶上活动牙、磨两边牙搭桥,还是直接在牙床上种牙?孰优孰劣,难有定论。本书提到过终身镶牙理念设想,可以对这类问题进行部分解读。缺失一颗牙怎样修补,要考虑的因素非常多,如年龄、身体状况、口腔状况、经济状况、缺失牙位置等都是非常重要的。因此,不能简单地定义哪种方法最好,具体到个人情况用最适合的镶牙方法才是最好的。临床中碰到不少这样的情况,不同患者同样在某一位置缺牙,有选择种植的,有选择传统烤瓷桥的,二者比较后发现烤瓷桥用了10多年还很好,而种植牙出了问题。这个例子不是说种植不好,而是强调传统修复方法还是比较可靠的。有人会说镶烤瓷牙要磨天然牙,是的,但有些患者的天然牙本身就不是健康的,这时,完全可以先用天然牙做烤瓷桥。个人认为,先考虑自身天然牙的使用,只有明显存在天然牙损伤的情况下才考虑优先种植方案。

任何方案的评价必须以时间轴为评价体系,要考虑其对将来产生的影响,不要回头看时后悔当初的选择,这一点要求医生有丰富的临床经验和对未来预测的能力。所以,在确定方案时,最好参考经验丰富的专家的意见,而具体操作可由年轻医生进行,毕竟很多时候年轻人的手脚更灵活。所以在选择医生的

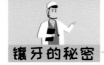

时候，特别是口腔医生，不一定都像选择老中医一样，只要方案正确，年轻医生也没有任何问题。

任何修复方案都是针对具体个人而定，在制订修复方案之前，医生会向患者介绍可能的治疗方案，并根据患者的意见给出适当的建议。患者具有方案的决定权。修复方案的设计需要根据口腔的具体条件，结合患者的经济、文化以及身体等状况给出；修复方案的多样性也与医生所在的地区或者水平有关，但是医生一定有告知义务；修复方案的作用可能比治疗本身更重要，其与打仗的战略作用意义接近。如果你缺一颗磨牙，修复方案可以有不修复、活动修复、固定桥修复和种植修复4种；根据修复的时间可以分为即时修复和延迟修复2种；还可以从选择的材料进行分类：树脂材料、金属材料、烤瓷材料或者其他合成材料等等。如果一颗牙齿有缺损，修复的方案可以是树脂充填、嵌体修复、部分冠修复、桩核冠和全冠修复。牙齿的修复主要是满足咀嚼需要，当然，缺牙的修复也可以保护整个牙列（整排牙称为牙列）的平衡与完整性。牙齿的缺失可引起邻牙的倾斜，倾斜的牙齿会破坏牙列的排列曲线，进而易致牙齿受伤松动。

修复方案设计与身体疾病的正确诊断意义接近，正确的方案不仅可以减少患者治疗的费用支出与身体上的伤害，还可以在预防与减少过度医疗等方面发挥重要作用（图3.3.1～3.3.2）。正确方案的取得也是相对的，对一个医生来说，学习与临床经验可以帮助方案的制订；对一个患者而言，正确的治疗方案比治疗本身更重要。因此，在选择治疗方案时患者应该认真了解、谨慎选择。

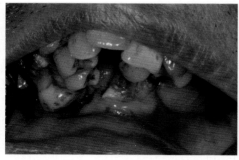

图3.3.1　男，63岁，下颌仅2颗牙维持了33年，松动且功能丧失

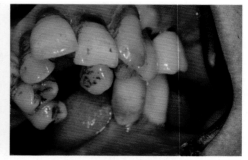

图3.3.2　下颌种植2颗种植体修复2颗牙，恢复以往2颗天然牙功能

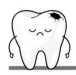

3.4 什么是终身修复方案？

当意识到修复方案的重要性后，笔者首次提出终身修复方案设想。牙齿缺失后多考虑及时修复，然而用何种修复方法值得深思。理想的修复方案应与后续修复方案不矛盾，即当现有修复方案使用期限已满，需进行后续修复时，不对后续修复方案的制订产生阻碍或不利影响。其基本指导思想是以往的修复体尽量用上，尽量减少患者的医疗时间和费用。城市的道路今天开挖是埋水管，明天开挖是埋电线，后天开挖是修煤气管网，这样无休止的开挖与复建城市受不了；同样，口腔里的修复方案也应用整体计划，因此笔者提出了终身修复方案的设计理念。

一颗牙缺失后，选择不修复、即刻修复还是延迟修复要根据具体情况而定；修复选择活动牙修复、固定桥修复还是种植修复也需要考虑。这些修复方案所带来的有利面与对人体产生的伤害都应做好评估。在评估时，其周期应以终身作为评估依据。当然，终身的计划不可能是实际年龄，而是期望年龄。一个患者缺了2颗前磨牙，第一磨牙情况较差。如果选择种植，是设计对应的2个植体还是第一前磨牙位置的1个植体？如果种植2个植体，对目前状态的修复是完美的，但如果3～5年后第一磨牙缺失又需要种植，这样植体可能显得太多。天然牙一颗接着一颗脱落，再将种植牙一颗接一颗种上显然对患者来说是负担，而且种植不可能一次种植终身不掉。所以，在种植设计时一定要有终身修复的思想，尽量避免不必要的种植，修复方案必须终身考虑，不要只顾当前的满意，重要的是考虑远期的情况。当然，对远期的预测是需要医生具备非常智慧的。虽然在当前的大数据时代，预测的途径也丰富了，但是数据的准确性和可借鉴性也需要甄别。

终身修复方案，这一概念既要考虑到现有方案的可行性，又要考虑到远期效果和未来方案的相容性。这是一种对未来的预判，需要医患之间良好地沟通。

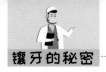

3.5 什么是阶段性镶牙？

阶段性镶牙指基于人体不同生命阶段的特点来进行镶牙处理。这一概念的提出是考虑到人体的整个生命阶段与骨骼、肌肉相适应的变化。人出生后，颌骨快速发育以提供容纳乳牙生长发育的空间。在2岁半左右，乳牙长齐达20颗；4~5岁时，颌骨再一次进入发育生长高峰期，这时可以看到乳牙之间出现缝隙；6岁时，第一恒磨牙萌出也刺激颌骨发育；直到12岁左右，整副乳牙替换成恒牙；到18岁左右第三磨牙即智慧牙萌出也可以刺激颌骨发育，往后的发育主要在磨牙区，但这时刺激作用很小，颌骨基本稳定。

对乳牙期缺牙的儿童来说，一般用间隙保持器维持缺牙空间；在青少年缺牙不适合种植的情况下，可用活动牙暂时修复；中青年阶段最容易缺失的牙为磨牙，单个磨牙缺失可能不影响咀嚼功能，但很可能影响咀嚼习惯，如偏侧咀嚼。第一磨牙缺失后邻牙会倾斜，常常需要尽早镶上，但第二磨牙缺失后，邻牙倾斜移位的可能性小。这时可引入阶段性镶牙概念，镶上第二磨牙的目的是减少第一磨牙负担，但若是80岁以上老年人，那就不一定必要镶上。当然，如果身体允许，还是镶上好，虽然世界卫生组织对口腔健康有"8020"标准，但这是一条基线。种植牙使用一定时间、完成其阶段性作用后，即可"沉睡"处理。

任何镶牙方法都具有阶段意义，没有一种方法一劳永逸，也没有绝对的某种方法好。专业上有暂时修复的说法，但没有永久修复的说法。希望读者们能建立阶段修复思想，阶段并不是单以材料为区分标准，主要是考虑人在不同阶段对咀嚼功能的要求。因此，适当的方法最重要，但是所选方法有时需要时间检验，经验有时可以提供一定的参考，这些经验既有直接的，也有间接的，可以来自医生，也可以来自镶过牙的人。

3.6 为什么随着年龄增加，活动牙越来越不适应？

普遍来说，随着年龄的增加，人体的机能会逐渐衰减，而与牙齿相关的主要是骨骼的结构和功能发生衰减。特别是女性，随着更年期的到来，身体的激素水平发生明显改变，骨质疏松的机会大大增加，这样直接会影响牙齿或者种植体的受力情况。50岁以上的女性一定要保障睡眠时间。曾有几个这样年龄阶段的女性因为不明原因的牙痛长期求医治疗，时间花了，钱花了，但疼痛一直存在。最后才明确诊断为颌骨骨髓炎。这个病比较麻烦，吃药效果不好，手术也不敢做，多靠自身身体调整。记得病情持续最久的一位60岁老太前前后后2年多时间，最后是将颌骨内一块死骨取出来才好转。试想镶牙前或者镶牙后碰到这样的情况不是很难适应吗？

镶过牙的人经常会拿现在与以往的口腔状况作比较，寄望后一次镶牙的效果更好，但这样往往是让自己越来越不满意，主要原因是其自身身体的情况发生了变化。十多年前，烤瓷牙镶牙比较普遍，而且价格也比较低。十多年过去了，烤瓷牙需要更换，价钱增加了，但效果可能还不如以前的（主要指标是使用时间），这必然引起患者的不满情绪。还有的情况是两个朋友一起镶牙，但是效果就是有差异，这里面包含的影响因素很多，有来自医生的、患者个体差异的影响。医生的因素一般是小概率事件，大概率还是患者个体差异，当然，如果医生不严格把握适应证，小概率事件也可能变成大概率事件。个体的明显变化则是固定牙的桥基牙多发腐变黑，或者牙槽骨萎缩导致基牙的支持力衰减。

既然不同年龄、不同状态对镶牙效果会产生不同影响，那么健康的生活习惯就显得尤为重要。年龄是不可抗拒的因素，但个人保持健康生活习惯、注重保健还是可以做到的。经常熬夜、不健康饮食、不注重口腔卫生等等将大大影响镶牙效果。千万不要认为镶牙不需要做口腔卫生，就常见镶牙方式而言，活动牙的口腔卫生好做，固定牙的口腔卫生往往需要使用牙线、冲洗器等辅助完成。岁月不饶人，年经上来了，镶牙的效果也会打折扣，当然不同的修复方法会有不同的影响。种植牙恢复的功能可以达到完整功能的80%以上，这样基本上感受不到功能缺失，满意度也非常高，所以，选择种植牙的人越来越多。

3.7 种植牙有哪些常见认知误区？

       颗牙的缺失往往不是孤立的，其邻牙多有问题。种植牙齿要考虑的因素很多，不能缺一颗就种一颗。在笔者的临床工作中，患者对种植牙的认知存在很多误区，常见的有以下七个：

误区一：可以将问题牙统统拔掉后种牙。种植牙虽然有很多优点，但只要能通过治疗来保住的真牙就应该坚持治疗，而不是动不动就拔掉，只有到万不得已才考虑拔牙。

误区二：种植牙等于在天然牙根上做烤瓷牙。在天然牙根上做烤瓷牙就是医学上称的"桩冠牙"，属牙齿修复的范畴，而种植牙是属于牙齿种植的范畴。"桩冠牙"是在原有的牙根上打桩，再套上烤瓷牙冠，因此，做"桩冠牙"的前提是牙根状况好。当牙根状况不好须拔除后，就需要"种"牙。因此，种植牙是在没有牙根的基础上进行的，需要做人工牙根。

误区三：牙都掉了不可能再"种"牙。虽然人在掉牙后，会有部分牙槽骨被吸收，但仍有剩余的牙槽骨或颌骨可以"打钛钉"作为人工牙根。此外，纯钛与骨头组织有很好的生物相容性，骨细胞会与钛结合，在钛钉表面生长，与之牢固地结合在一起。

误区四：完成"种"牙要3~6个月。现在"种"牙一次即可完成。以前"种"牙要拔掉坏的牙根，三个月后才能植入人工牙根，再隔三个月后才能装牙冠。而现在，随着对种植牙认识的逐步提高，有些情况下拔掉牙后就能立即植入人工牙根及牙冠修复，比以前缩短了6个月的时间。

误区五：一旦"种"牙，满口都得"种"。不是一旦选择了"种"牙，就必须"种"满每个失牙的地方。那些整排牙脱落或掉了很多牙齿的老人，只需

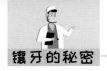
做少量种植牙作为固定支持的"桥墩",让整排活动假牙在"桥墩"上牢固地行使功能。

误区六:"种"牙是可怕的大手术。"种"牙其实是小手术,现在还发展到可微创操作,术后出血少,不会出现肿痛,并可一次性"种"完所有缺失的牙齿,其痛苦、创伤甚至比拔牙还小,不过手术操作过程精密。

误区七:种植牙能用一辈子。种植牙的使用年限,国际上认为5年成功率大约98%,10年成功率大约95%。目前观察至少能达10年以上,当然这还与每个人的使用习惯和保护方法有关。一般来说,植入后的纯钛人工牙根很稳固不需更换,但如果种植牙的牙冠保护不好则可能需要更换。例如,有的人"种"牙后用种植牙啃骨头,可能会使种植牙的牙冠崩裂或损坏,这时就需要更换崩损的牙冠。

种植牙已成为了牙齿缺失后修补的重要方法,也逐渐得到了广大缺牙患者的认可,但患者是否思考过一辈子究竟可能需要种多少牙?

相对于传统的镶牙方法,种植牙有很多优势,但人的口腔不是一块木板,不能任意在上面钉钉子。人的一辈子很长,有的人缺牙很早,但并不是一缺牙就能立即种上的,目前一致认同的是成年后可以种植。种植牙的使用寿命若以20年计,则一颗牙在20岁缺失后可能需要种4次,如果仅使用10年,这可能需要种植8次,这样的数字让人为之打战。初步估计一下,一辈子最多可能种植上100颗以上的种植体,不过仅是一种假设而已。

从健康的角度看,种植的实际数量是一个非常重要的课题,不可随意。任何事物都有很多不可预知因素,但从统计学意义上分析问题是必须的,当然个人的选择也是很重要的。

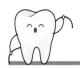

3.8 种植牙使用年限可以有多长?

种植牙是目前最盛行的一种镶牙方法,种植牙的美观、功能、舒适性被人们广泛认可,但费用高、需要复杂手术等,也是人们常考虑的问题。使用年限就是判断种植牙值与不值的重要方面。

判断种植牙的成功标准,往往多用成功率作为参照,行业内有5年或10年成功率标准,但实际上,业内还有另一个比较实用的标准——存留率。存留率是增加了那些不符合成功标准,但可以使用的情况,存留率明显高于成功率。

种植牙使用年限影响因素很多。医生手术的情况、种植设备、患者全身健康与骨质情况及不良习惯等都会影响种植牙的使用年限。良好的卫生习惯、生活习惯、身体状况等,都可以延长种植牙使用年限。种植牙的使用年限在不断增加,目前使用时间最长的种植体已达到50余年,是一位瑞典的出租车司机。第一位接受种植牙的人也是瑞典人,使用了42年直到他去世种植牙仍然健康。

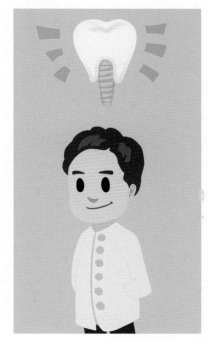

目前,笔者在全世界首次报道了失败种植体再植入的成功案例,这表明种植牙可以无限期使用,其关键是种植体周围骨的支持。某一患者18年前植入一颗种植牙,4年前脱落因新冠疫情耽误处理,在家里放置2年后要求再植入该种植体,这是完全不符合医疗常规的。经过严格消毒处理后,该种植体重新植入取得成功,而且已经使用2年时间。

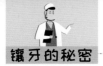

这个案例说明种植材料对人体非常友好，由于钛材料的惰性"不惹事"，只要种植体完整，完全可以再次使用。也充分提示了种植体可以长期使用。但笔者不提倡这样做，这是特例，不符合医疗规范，但从长远来看种植体本身折裂或者折断是影响长期使用的重要因素，因此，选择合适的种植体非常重要。

所以，从某种意义上讲，种植牙可以终身拥有，只要种植体完整就可以行使种植牙修复功能。对于失败后的种植体，很多厂商在一定条件下可以提供更换服务，因此，失败后的种植体常规操作是更换新的种植体。

3.9 可种植的最大年龄是多少?

种植牙一般没有最大年龄的限制,但是从目前种植牙的人群来看,主体人群的年龄有上升趋势。早几年前,做种植牙的主要以50岁左右、有一定经济能力的人群为主,而现在接受种植牙的人群越来越老龄化。

现代人均寿命明显增加,长命百岁者并不少见,科学研究认为长寿基因对人的寿命起到了关键作用。在长寿的人群中有一个显著的特征是,他们没有明显的慢性疾病。有专家认为,如果没有慢性疾病的影响,人类的基本寿命应该在100岁以上。从目前种植牙患者的年龄趋势上看,75~90岁种植的人群在不断增加,80岁左右的人群占这个群体的主体。从种植牙的使用寿命而言,80岁左右种植牙非常合理,因为90岁以上种植的风险可能成倍增加。当然,随着时间的推移,种植牙年龄群体特征可能会变化。种植的最大年龄没有官方的报道,坊间有流传100岁以上的种植报道。虽然种植牙的最大年龄是一些个例,但也反映了种植牙的年龄无极限性。从种植的风险来看,年龄增加时牙槽骨比较脆、骨量不足以及全身因素等问题降低了种植的安全性,当然,最主要的风险还是全身的健康状况。

如果担心年龄太大,可以考虑在80岁左右预先种植一定数量的种植体备用。这项工作在临床中比较少见,但笔者已经开始思考这个方案。所以,在高龄人群中,设计种植体数目时需尽量考虑选择安全有余的方案。目前有种植4个种植体镶全口牙的方法,但一旦有一个种植体失败,这样的方案将受到很大影响。如果种植6个或者8个种植体,则可以避免后续镶牙困难。所以笔者建议下颌至少应有6个种植体,上颌至少应有8个种植体,这样在90岁的时候就算脱了一两颗种植体,余留的种植体也能满足口腔功能的需求。

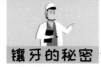

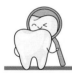

3.10 有一劳永逸的种牙吗？

"   劳永逸"种牙这个想法是笔者的患者提出来的。起初不太理解，觉得不可能，当然因为顾及患者接受的程度和期望，也没有一口否定。种植牙很贵，而且患者多饱受过牙疼、根管治疗、拔牙等痛苦，所以患者期望种植牙一劳永逸是可以理解的，没有人希望疾病或者痛苦再来第二次。

然而理想很丰满，但现实是种植牙很难一劳永逸，即使天然牙也保证不了使用一辈子，更何况种植牙。当然这不是为种植牙使用时间有限找借口，也不是为种植牙使用年限少推卸责任。就现有的数据来看，种植牙使用10年以上成功率可以达到95%以上，但对人的一生而言，10年成功率显然并不令人满意。目前还没有20年成功率报道，以笔者30年牙种植的经验估计，20年的成功率至少为70%，30年的成功率至少为50%，人们应该对种植有信心。笔者作为从业者，也在不断观察、研究如何把种植牙种得更好，进而延长使用年限，减少二次种植或三次种植的可能性。

种牙一劳永逸的可能性在于种植的时机，如果种植年龄阶段在75岁以上，则一劳永逸的可能性较大。所以尽量把种植时间往后推也有一定道理，如果在60岁左右种牙，则二次种植的可能性非常大。一般而言，二次种植还是可以接受的，而且口腔或身体情况也允许。随着现代人的寿命普遍延长，80岁的老年人可能成为种植牙高峰，因为90岁以上种植的确担心身体受不了，如果80岁预先种植好牙齿，这样往后就可以不再种植了。老年人种植牙，最后的种植时间在80岁左右，如果按使用20年计算，100岁还有种植牙，这样会大大提升生活质量。不少高龄老年患者（85岁以上）想种牙，但因身体机能下降，风险增加而舍弃种牙，大大影响了往后的生活。所以，老年种牙的黄金时间应该是80岁左右，设计好口腔可能出现的情况，预先在可能的位置植入种植体待用，相当于给自己买了养老保险。

3.11 种植牙的最佳时机是什么时候?

种植牙作为缺失牙修复的重要方法已被广大医生认可和众多缺牙患者接受。种植牙的成功率在不断提升,10年成功率已经达到95%以上,意即5%的种植牙人群可能10年后需要再种植一次牙。如果以30岁开始种植,一辈子可能要种植6次左右,这显然不太现实。那么,选择种植时间显然就是一个非常慎重的议题。

缺牙属于先天性的,而失牙是后天性的。缺失牙后都有镶牙的必要。镶牙需求一般出现在成年后。种植牙作为最新的镶牙方法非常有吸引力,但何时选择种植牙需要考虑以下因素:

(1)个人口腔功能状况。就是咀嚼功能怎样,咀嚼是否困难,是否存在偏侧咀嚼问题。如果有偏侧咀嚼习惯就要考虑是什么原因导致的;如果是因缺失牙无法咀嚼就需要及时修复。

(2)缺失牙的时间。如果年龄不大,可以考虑活动牙或者固定桥修复,但最好不要伤害健康的天然牙。天然牙一旦做了烤瓷牙,理论上就没有用一辈子的机会了。假设接受种植的时间在40岁,使用年限以15年计,可能一辈子需要4次以上种植;如果使用年限20年,可能需要3次以上。事不过三,多次种植可能会出现无法预测的不利情况,所以,一方面需要延长种植牙的使用寿命,另一方面需要延迟首次种植牙的时间。

(3)缺失牙的位置。如果年龄比较大、身体状况和口腔条件不太好,如70岁左右且牙槽骨条件差的患者,可能要考虑减少种植数量,一般就不修复到第二磨牙位置,但如果对侧或者对颌有牙,身体和口腔条件都不错,则最好种植,以减少余牙的受力并保持双侧受力平衡。但也要因人而异,要考虑到牙弓大小,咀嚼力量集中区等一系列的问题。

选择种植牙的时机考虑的因素很多，医生与患者双方应该有良好的沟通。在种植牙时机选择上目前没有参考标准，医生起到的是引导作用，而患者有知情权与选择权。个人认为时机的选择应该以种植牙满足功能为主，兼顾美观。房子是用来住的，种植牙是用来吃饭的。目前，种植牙广告中的"当天种，当天用"，就是种植专业上的即拔即种、即刻修复。失牙后即刻种植是否可行？答案是完全可以，但任何事情都是有条件的，没有条件创造条件也不是不可以，关键看代价。患者的主观愿望在种植中起决定性作用，即刻种植技术已经非常成熟，不必太多顾虑。

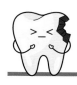

3.12 青少年适合种牙吗？

青少年失牙主要是外伤引起的；青少年先天缺牙则主要是先天性遗传性疾病如外胚叶发育不良等引起的。青少年失牙后的修复非常棘手，主要的原因是要考虑种植远期效果这个患者最关注的问题。青少年种植的远期效果报道不多，目前可以借鉴的资料有限，谨慎的医生会相对保守。

青少年处于发育期，颌骨的发育还没有停止，过早侵入性种植可能会影响颌骨发育，同时，植入的种植牙可能存在内陷而影响修复以及远期效果。青少年缺失牙种植存在对远期效果的预测与担心。青少年的心理处于一个发育期，心理承受能力相对较差，面对失败与挫折的承受力比不上成人，为了避免医患双方不愉快的结果，一定要有充分的思想准备。

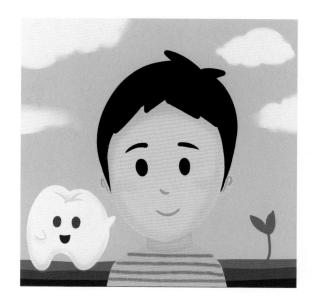

镶牙的秘密

　　另外，青少年开始种植面临一个重要问题是终身需要种植，而且是多次种植。设想种一次牙可以使用20年的话，则一个18岁的青少年可能要面临4~5次种植。这对任何人来说都是难以接受的。最让人担心的是种植牙的不可重复性，即可能没有再种机会。因为每一次种植植入体对颌骨造成的损伤不可能100%修复，而且，随着年龄增加，颌骨也有一定程度的萎缩。青少年期间种植需要非常谨慎对待，不主张也不拒绝。如果一次种植可以维持30年还是可以考虑的，这对患者和医生而言都是挑战。

　　因此，青少年种牙不太合适，相对而言，50~60岁的人群开始种植较为理想。从大部分患者的接受程度上讲，接受两次种植手术是可以的。尽管种植手术很简单，损伤比较小，但是如果医生的技术粗糙，创伤相对比较大，给患者造成的心理负担就比较大，接受再次种植手术的可能性就比较小。

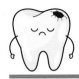

3.13 怕年龄太大种不了，早点把牙种上，好吗？

某天，一位年龄大约70岁的老人前来就诊，要求种牙。笔者检查了他口内缺牙情况，两边后牙没有缺失，就是有点龋齿。他求诊的理由是怕年龄大了，没法种，要求趁早种上。

患者的这种想法也不是完全没有道理，年龄的增加或者身体机能的下降，加大了种植牙的难度。这位老伯的想法促使笔者产生预种植的理念。试想，给90岁的人种牙与给80岁的人种牙，难度差异是显而易见的。如果假设种植牙的使用寿命是十年，提前种植确实意义不大，但如果因为有了种植牙的强大支持可以保护其他天然牙，这意义就不容小觑。当然，如果假设种植牙的寿命是30年，这意义就更加大了。一颗龋齿牙能用多久很难预测，如果老伯的龋齿牙能用10年或者20年，但龋齿坏掉后，随着年龄增加，他的口腔允许种植，而身体不允许种植，这样的话老伯此时的要求就显得很有先见之明了。就一般经验而言，预种植可以考虑，但像这位老伯，种植的必要性就不太大。因为一方面，他还具有比较完整的咀嚼功能，另一方面，他的年龄还不大，身体状况也不错。

如果年龄小于70岁，一般不用担心年龄太大种不上的问题。一般而言，长过牙的地方就可以种牙。对于先天缺牙的情况，种牙的困难就大一些，主要是骨的发育不够好。如果真的有像前面那位老伯那样的想法，笔者认为80岁左右可以把该种的牙种上，不需要等到90岁再来植牙，这样的风险太大。所以，趁年轻把牙种上本身是一个伪命题，但也提示当年龄足够大时可以对未来可能的情况做一个计划。关于预种植的问题，目前的基本指导思想是在80岁

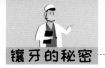

左右把该种植的牙都种上，70岁有点早。当然，每个人的身体状况不一样，也可以根据实际适当调整预种植的时间。这篇文章所传递的信息：一方面，身体允许情况下一般不要担心牙齿种不上；另一方面，积极种植是可取的，可以在80岁左右对口腔的天然牙进行综合评价，制订终身方案。

3.14 能给我多种两个种植牙吗?

一个朋友过来种牙,直接告诉笔者:"把两颗松动的牙拔了,多种两个,这样够力!"听了这样的话,笔者一脸无奈,因为这两颗牙还有保留价值,而且这个朋友还比较年轻。如果接诊的是一个以经济利益为导向的牙医,正好就可以迎合患者;但如果是一个以患者健康为导向的牙医,就必须纠正患者错误的认识。

种植牙技术不难,种植多少却一直是业界颇有争议的话题,但目前倾向于以够用即可为原则。以前满口缺失,大约要种16个种植体以上(图3.14.1)。但现在只用8个种植体即可负担整口牙,这样患者不仅在费用上有所下降,而且其手术创伤、心理创伤等也大大降低。当然,种植数量少的风险更大一些。从临床观察的情况看,种植体数量较少时远期效果并不好。假

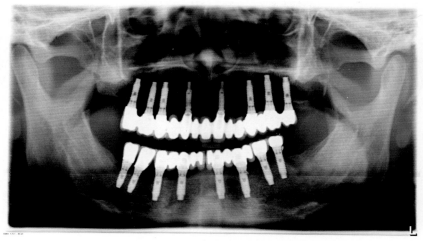

图3.14.1　男,53岁,上下各植入8颗种植体,15年都完好

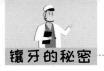
设单颌种植4个植体是基本数量，那么一个种植体失败必将对整个设计产生影响；而种植8～10个植体的话，失败1～2个植体还可以保有基本数量（图3.14.2～3.14.3）。种植体过少比过多的麻烦多，民间流传的半口缺失后种植4颗植体还是比较危险的，10年的预期较差（图3.14.4～3.14.5）。笔者主张上颌半口缺失至少种植8颗植体，下颌半口至少6颗种植体。

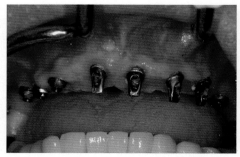

图3.14.2　男，63岁，15年前上颌植入9颗种植体，发现一颗种植体松动

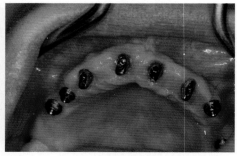

图3.14.3　左上松动种植体拔除后余下8颗种植体，不担心重新制作新牙桥支持不够

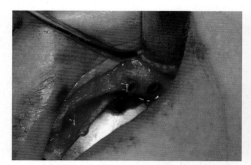

图3.14.4　女，63岁，7年前上颌后牙区各植入2颗种植体，现左侧2颗种植体折断

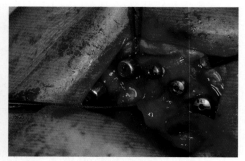

图3.14.5　前牙区加4颗植体，并将左侧后面的2颗种植体更换

口腔种植一定要有远期健康的观念，把牙种植与终身健康、功能需求结合起来考虑，既需要智慧，也需要责任心。当你还不知道一件事是对还是错的时候，少做比多做要好，回旋余地是很重要的。全口牙缺失有种植28颗种植牙的病例，这显然是多了。目前国际上认为比较安全的种植数量是下颌6～8个

种植体，上颌8~10个种植体。当然，种植的数量没有定论，没有标准，不同的情况完全可以有不同的选择。对于咬合力不够的牙齿，首先要保守治疗，把保留天然牙作为治疗首选，如果没有保留价值，再可以考虑拔除后种植，综合考虑才能做出正确的判断。在某些情况下，也可以考虑用2颗种植体支持一颗牙，所有的种植都是为了更长久地支持巨大的咬合力。

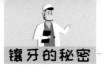

3.15 种植牙与天然牙有哪些区别？

从功能上讲，种植牙与天然牙没有什么差别，有时候，种植牙比天然牙功能更加强大。所以，缺失牙后种植既可满足功能恢复，又可满足美观改善。笔者认为，种植牙应以功能恢复为主，同时兼顾美观。种植牙最大的优点是功能恢复好、舒适度高，但种植牙相对人体自身而言仍然是异物，虽然种植体是生物惰性材料，对生物组织无有害刺激，但还是要求种植牙在满足功能的情况下，宜少不宜多。

种植牙的生物学性能不如天然牙，种植牙没有生理动度，不随牙槽骨的变化而变化。天然牙的松动可以分度，三度松动的牙齿基本上没有咀嚼功能；而种植牙不分度，是状态关系，松动就失去了功能。种植牙常常产生下沉现象，时间久了上下牙齿往往咬不到（图3.15.1），特别是上下都是种植牙，而邻牙是天然牙咬合的情况。天然牙终身不断萌出可以补偿天然牙咬合面的磨损，天然牙终身不会出现咬合不到的情况。如果一边的天然牙都没有了，假牙失去了固位与支撑的基牙，那么种植牙就可以发挥优势了，它能够很好地恢复口腔的咀嚼功能。但种植牙有潜在的种植体周围发炎的风险，种植牙没有天然牙丰富的血液供应，代谢不如天然牙，所以种植体周围组织如牙槽骨与牙槽黏膜易出现的退变现象，种植周围炎或种植周黏膜失角化的现象比较普遍。当种植牙植入过多时，牙槽嵴黏膜的破坏比较明显，使炎症可能、下颌骨强度等都受到

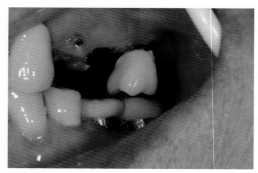

图3.15.1　女，63岁，左上/左下为种植牙，11年后发现无接触

一定的影响。但种植体抵抗牙周炎破坏的能力较天然牙强，种植体周围牙龈红肿或者流脓时种植体也可能非常牢固，不影响种植体的功能（图3.15.2）。所以，种植牙往往用存留这一概念作为种植牙生存与功能的状态定义。

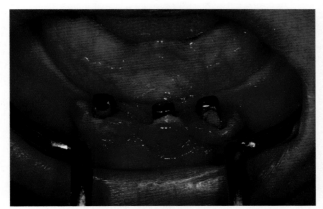

图3.15.2　下颌3颗种植体植入后牙龈红肿厉害，但种植体仍然牢固

种植牙以满足功能恢复为主的理念表明：①种植牙只要满足咀嚼功能需求，不求过多的种植体数量。但数量在某种意义上给予修复一定的自由度，如缺失3颗牙，当种植2个种植体支持修复体的时候，必须100%成功；而如果种植3个种植体，失败率33%的情况下仍不影响修复。②前牙区种植是种植中最难且要求最高的，必须慎重对待，特别下前区种植牙技术要求很高。年轻时这个区域的种植牙最容易出现种植牙下沉现象；中年期下前牙区骨不稳定，骨的变化较大；老年期反而成了种植牙的最佳区域。所以，不同年龄阶段镶牙考虑的问题也不一样。③如果种植牙不能实现功能恢复，就表明种植失败。种植牙与骨直接接触，比天然牙与骨的结合更加牢固，如果咬合时种植牙出现疼痛，种植牙基本上就是失败了。

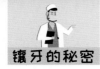

 ## 3.16 种植体松动与种植牙松动有何区别？

种植牙会出现松动情况，松动不一定代表失败，这要看种植牙的哪个部分出现了松动。种植牙一般由三个部分组成：植入骨内的种植体、种植牙冠，以及连接种植体与种植牙冠的基台。也存在只有两个部分组成的情况，即将种植牙冠与基台制作成一个整体或将基台与种植体预制成一个整体。种植牙冠与种植体的连接大致分为粘接与螺丝两种方式。种植体松动基本上代表了种植失败，而基台或者种植牙冠松动多因为螺丝松动引起，只需要把螺丝重新拧紧就可以了。另外，基台也可能出现应力疲劳，这个时候需要更换基台。

种植体松动指种植体与骨结合破坏后出现的情况。种植体能够行使功能主要靠种植体与骨紧密结合，如果这种结合破坏，种植体就会出现松动，一旦出现松动，种植体很难回到紧密结合的状态。因为松动后，种植体与骨之间基本上由一层纤维结缔组织包裹，这层组织是炎性组织。相对而言，螺丝固位方式较容易出现松动，特别是种植牙冠与种植体或基台匹配较差时。种植牙冠的稳固，主要靠螺丝受力，由于应力疲劳作用，种植牙冠容易松动。一般而言，种植牙冠的固位螺丝提供的力量在15牛顿左右，种植牙冠与基台或种植体匹配提供的力量，在30牛顿以上，所以当这种匹配不良时，问题频发。

螺丝松动主要是会增加患者的麻烦，需要患者及时找医生复诊。但从另一个角度讲，螺丝松动后，患者会及时复诊，利于发现一些问题。有些患者数年不复诊，总到问题难以解决时才复诊，也是一个令医生头痛的问题。当然，粘接固位也会出现松动和脱落，种植牙靠粘接剂粘牢固的可能性很小，需要很高的加工精密度。种植牙是否脱落考虑固位型和固位力两个方面。固位型是保障修复体固位的设计，一个全冠固位型设计要比一个部分冠固位型设计所产生的固位力高。固位型设计主要是看对牙体组织的要求，修复体固位主要靠固位型和制作精度，因此，假牙加工环节很重要，这一环节控制好将大大降低种植牙松动的情况。同样是松动，如果松动伴有疼痛，那么种植体松动的可能性较大。如果仅是松动没有疼痛，那么牙冠螺丝松动的可能性较大。

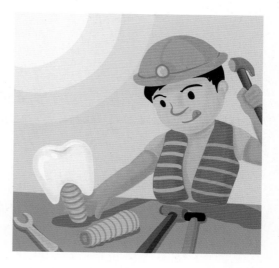

种植体松动后咀嚼时会出现疼痛，或者在种植体周围骨少于20%的情况下咀嚼时会出现疼痛[1]。这可能是受力导致种植体周围骨小梁折裂，折裂必然产生疼痛反应，但一旦骨结合完全消失，即种植体周围完全由纤维结缔组织包绕时，种植体受力时也有不痛的情况。植体松动后主要反应是咀嚼效率下降，临床上也发现影响不大的情况。种植体松动后相当于种植体周围存在慢性炎症，一旦身体疲劳或者抵抗力下降，慢性炎症转化为急性炎症，就可能会出现疼痛反应，这主要是炎性分泌物引流不畅引起的。

种植牙冠松动不会出现疼痛，咀嚼时也不会疼痛，但可能出现咬合不好的情况。有时会出现响声，有时还会出现转动，出现这种情况，不必惊慌。种植牙冠松动处理比较简单，螺丝固位的牙齿只需要拧紧螺丝即可，粘接固位的种植牙冠可重新粘接。如果种植牙冠反复松动，则需要重新制作种植牙冠。种植体松动则可进行再植入处理或者重新植入新的种植体。种植牙松动后患者自己可以初步判断是哪个部分出现了问题，如果咬合的时候产生疼痛，则种植体松动、种植失败的可能性比较大；否则，种植牙冠或基台部件出问题的可能性比较大。因此，出现松动后不要紧张，及时回医院或者诊所处理即可。

---

[1] 种植体与骨的结合很难达到100%，在临床上，只要达到20%的骨整合，种植体就不会松动。也就是说，10 mm长的种植体只要根端还有2 mm的骨包绕，种植体就不会松动。

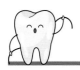
3.17 种植牙失败的概率有多大？

种植牙技术已应用于临床50余年，解决了大量失牙患者镶牙的问题，得到了医患双方的肯定。但种植体也有一定的失败风险，其实医生也不愿意看到失败的情况。早期种植失败率比较高，少数医生仍持怀疑态度，这也影响了种植牙技术的推广。实际上，目前的种植全流程都进步很大，种植技术已经非常成熟，种植体加工工艺也不断提升。可喜的是，国产种植体技术也得到了飞速发展。如何保护民族产业和推动其发展是非常重要的话题，民族产业发展一定会造福国人，但有一点需要注意的是，并不是国产的产品就一定比国外的便宜，医疗产品质量更重要。

种植牙的失败概率很小，种植10年失败率已经控制在5%以内，但对个体而言，一旦失败就是百分之百。可因医生不同、患者不同，失败的概率也不同。所以在选择种植或进行种植时，医患双方都应当谨慎。患者不要盲从种植，也不必逃避种植；医生不要过分推崇种植，也不要拒绝种植。目前还有少数医生，不太相信种植。种植牙非常顽强，一定程度上种植牙比天然牙更受力，抵抗牙周炎破坏的能力更强（图3.17.1）。

种植的失败，大致可以分为种植体被排斥、种植体折断两种情况。其中，种植体被排斥可发生在种植之后数天内，也可发生在数年后。发生在数天内可以算作真正的排斥反应，发生在数年后则原因较多，如种植体周围炎、种植体受力后创伤炎等。真正在数天内产生排

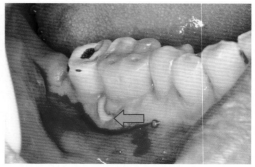

图3.17.1　种植牙周围良好，天然牙周围脓肿，种植体很顽强

斥反应的患者极少，所以种植牙还是一个非常安全的植入体，同样材料的植入体（如钛板等）可以终身不取出。种植失败主要是种植体机械性破坏，如折断、颈部折裂、螺丝折断等。所以，目前业界最关心的话题是种植体使用数年后疲劳强度维持的问题。

种植牙失败不可怕，关键是如何减少失败或者说延长使用时间。如果按5年成功率计算，种植牙6年后失败也是正常的。实际上，没有一个人能接受5年的成功率标准。目前基本上不谈论种植的成功率问题，种植失败完全是小概率事件。而且，种植牙的失败因素很多，包括医生在种植过程中的操作方法、精准程度，修复设计，以及种植后期的维护；患者的身体状况、生活习惯，以及工作生活压力等等。从目前来看，种植的大众接受程度非常高，很多都是举家接受种植牙，说明种植已经成为了常规技术。

3.18 种植牙好拔吗？

种植体材料主要是纯钛和钛合金，其具有良好的生物相容性，骨可以从远离种植体的表面主动长到种植体表面。为了增加骨与种植体结合强度，种植体表面被加工成多孔的结构，骨的细胞或微小结构，可以深入到种植体表面的小孔内。这样一旦种植体与骨完全结合，其抗扭强度可以达到上百牛顿/米，与小轿车的扭力差不多。

如此强度下拔除就不容易了，但有些非本专业的医生或患者本人可能要求拔除种植体，这是非常难的。有一位年轻的患者以前种了一颗牙，但他的正畸医生告知患者可以拔除种植牙，然后把后面的天然牙往前移动填补种植牙的空位。这种想法很好，但是实施非常困难，而且种植牙周围可能有植入的骨，这样的异体骨基本上不可能改造，也使得后面的天然牙基本不可能移动。医学是经验科学，患者在听取医生的治疗方案前，一定要问一问医生是否有这方面的经验，不要不小心让自己当了白老鼠。

有一位患者在美国种植了3个种植体，镶牙后不舒服想回国内拔掉。美国的医生不给拔，可能是那个医生认为种植牙没有问题；在回国内后，医生也拒绝拔种植牙，因为种植体植入没有问题，而且拔种植体比种种植体困难很多。经过检查后发现引起患者不适的主要是修复部件影响舌头的活动，后来医生建议患者更换低一点的修复部件，患者接受了这个建议，从而避免了损失。

当然，也的确有种植后不适拔除的，但这方面的原因尚不明确。有一位女性患者在大约30岁的时候种了一颗牙，感觉不适而拔除。但10年后，患者还是重新种上这颗牙，且后来没有不适反应，这也是一个很奇怪的实例。医学作为大概率的学科，也非常尊重小概率事件；医学也是人文科学，有时会在一定程度上尊重患者的意见，从某种意义上讲，这也是医学认知不充分的一种妥协。

　　对待种植牙，基本的要求是种植牙不要随便拔，只要种植牙还能用就不要拔。笔者碰到过这样一件事。笔者10年前为某位患者种植了2颗牙，其中一颗种植牙松了，实际上是种植牙冠的螺丝松了，只要拧紧一下螺丝就可以。这么简单的事情，后面接诊的医生却告诉患者，这颗牙不行了，需要拔除重新种植。这位患者自己没有判断就让那位医生拔，折腾了2个多小时还没有拔出来，后来这位患者可能是实在无法忍受，要求找回原来的医生（笔者）。好在是那位医生在拔种植体过程中破坏不是太大，还可以继续使用，笔者告诉患者这颗种植体没有任何问题，至少还可以使用10年。不知道那位医生是专业上的无知还是其他目的，但这里要告诉大家的是，口腔治疗一般最好找回原来的医生处理，另外，患者可以对医生的方案要提出疑问。医生的认知、能力具有局限性，不能要求每个医生都是你心中理想的医生，也不要把医生都看作是无所不能的。

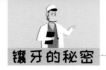

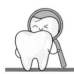

3.19 种植牙种歪了，后果很严重？

有一次给一位老伯种完牙后，拍片检查种植牙情况。老伯看完后觉得有点歪，非常不满。老伯还说，他也是医院里工作的，如果种植牙歪了就要怎样怎样。

这件事令人啼笑皆非。一方面，种植牙在骨内不可能绝对横平竖直，而且有些情况还需要人为地植入倾斜种植体；另一方面，骨是三维结构，而X光片上是二维图像，本身就有变形，X光片根本不能正确判断种植体是否歪了。

种植牙该种在什么位置目前没有权威定义，歪与正应该是相对的概念。笔者认为歪得太厉害肯定不好，离谱的歪是没有用的（图3.19.1～3.19.2），但是一定范围的歪是可以接受的。很多情况下歪的种植牙与正的种植牙使用上没有什么差别。当然这事不能全怪老伯，因为他不懂，他碰到了这事表示不理解、不接受也正常，所以医生应该做的是术前多告知、术后多解释。

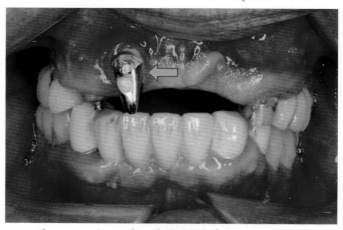

图3.19.1 男，56岁，前牙种植太靠唇侧，无法镶牙

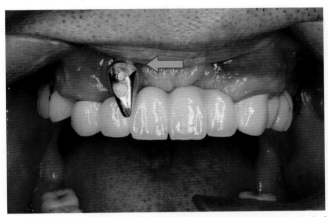

图 3.19.2　男，56岁，前牙种植体弃用，拔除种植体破坏太大，患者表示接受

　　影响种植成功的因素很多，所以到目前为止还没有关于种植体的倾斜度与成功率关系的报道。从力学的角度来看，正的种植体受轴向力时比倾斜的种植体好，正的种植体机械并发症要少一些。但口腔内的受力环境比较复杂，所以还不能单一评价种植体种歪的影响。

　　由于种植牙的受力情况不太清楚，绝对正的位置是很难保障的，而且临床发现种植牙不太正的情况也并不一定比正的效果差。医生会尽量种植得正，患者也不要过度担心种植的倾斜度。再说，目前国际上还有定制的倾斜种植体，而且在某些位置为了获得更好的骨支持，还不得不植入倾斜的种植体，所以不必担心种植体是否倾斜，关键是能够使用，且不影响美观与功能。

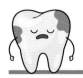

3.20 种植失败后可以再种吗？

种植牙5年或者10年失败率虽然很低，但需要种植的人口基数太大，这样，需要进行二次或者多次种植的群体数量也很大。那么，二次或者多次种植可行吗，有哪些难点？

从口腔内牙槽骨的情况看，既然种植失败，那么牙槽骨多半有破坏或者牙槽骨质量不好。种植体脱落后牙槽骨有一定程度恢复，但有些破坏恢复的程度较低。从难度而言，二次种植的难度增加了，但种牙的医生的水平亦可能随着时间推移而提高，临床经验会更丰富。从笔者近30年的种植牙经验来看，二次种植的难度与第一次种植难度差别不大，真正不能完成二次种植的病例都是由于年龄太大，身体状况欠佳。也正因为如此，笔者才提出在身体好的时候把该种的牙都种上。

从身体状况看，年龄增加，身体机能下降，特别是慢性病增加的可能性很大，同时，女性可能围经期或者绝经期后身体激素水平都会有很大变化，这些变化对种植牙的影响还是比较大的。另外，失眠也是一个增龄性明显的问题，失眠对种植牙的影响比较大。所以，大部分不能种植的原因是身体的原因，真正口腔条件限制不能种植的情况非常少见。笔者的患者发生过有一个可笑的故事：他曾去找一个口腔医生看牙要求种植，那个医生感觉种植难度很大，但又不想让患者感觉自己水平不行，就告诉患者不能种植，种植有生命危险。笔者听后大笑，感觉那个医生的水平实在是"高"。这个患者种植根本没有问题，目前患者接受种植已10年多，种植牙还好好的。这个故事可以说明种植牙非常可靠，另外，一家之言要谨慎对待。

从心理层面看，种植对心理的负影响是肯定的，特别是第一次种植牙经历不好对二次或者后面再种植影响较大，如果第一次创伤记忆深刻，那么后面接受再种植的可能性大大降低。因此，第一次种植可以渐进式选择种植手术的程度，而且心理准备很重要。在第一次种植手术时需要对将来可能的情况进行了解，这样可以让医生对修复方案进行适当的调整，当把种植当作一次性操作时，后面的问题就难以应对。很多时候人们的思考习惯是倾向于做事情一步到位，使其完美圆满，但是在实际生活中总有那么多的不如意，但还好，遇到的问题大部分都能够解决，或许这就是这个世界原有的样子。

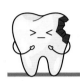

3.21 种牙需要注意的问题有哪些?

随着人们生活水平的提高以及医疗条件的改善，缺牙后镶牙是非常常见的事情。以往的镶牙方法基本上就是活动牙和固定桥两种。目前，种植牙已经成了新的镶牙方法，它有众多的优点，但缺牙是否种植至少取决于4个因素: ①是否有功能缺损; ②是否存在美学风险; ③是否远期疗效不佳; ④是否可以保护天然牙。

功能缺损是指缺牙后影响咀嚼功能。单颗牙缺失可能不会影响咀嚼功能，但若存在邻牙损伤的潜在风险则要考虑种植恢复。某些牙缺失后，咀嚼功能可以通过余留牙弥补，特别是位置不是很重要的牙齿。例如青少年期间矫牙时常常拔掉4个前磨牙，这并不影响咀嚼功能。因此，在能满足咀嚼功能的情况下，某些区域缺失牙不一定要种植，但要防止邻牙的移位。这个期间可以考虑传统的镶牙方法解决缺失牙的问题。当然，具体问题具体分析，综合考虑。

美学风险是指远期或中远期出现牙龈退缩、牙槽骨吸收、种植牙周围炎等问题。种植牙植入口腔后其周围骨组织呈现慢性吸收过程，必然导致种植牙外露，特别在上下前牙区会造成较大美学风险。目前大多数种植牙纠纷均源于此。因此，上下前牙种植时要谨慎。所以，对于上前牙缺失要特别小心种植风险。有经验的医生规避风险的能力可能会更好一些，这个经验一定是从事种植牙的经验，不要看到人家医生年纪大就觉得有经验，要关注的是他从事种植牙多少年，或者种植了多少颗种植牙。

远期疗效评价是指评价种植牙使用10年以后出现的难以处理的问题，如牙槽骨严重吸收、种植牙外露以致影响再次种植。这种情况常见于上颌后牙区种植病例，可能与上颌骨质密度较低有关，女性尤为明显。因此，如何避免这些问题是医生需要考虑的。所以，在选择种植体的数量以及不同品牌稳定性方面医生可能都会与患者沟通。下颌种植时可能会出现暂时性或短期神经麻痹情况，另外，下颌后牙区域容易引发种植牙周围炎，特别是下颌最后的一颗大牙种植位置太靠后可能远期疗效也不佳。因此，种植中一定要评价种植的必要性与种植风险。

但是，缺少磨牙后不种植风险可能更大，增加的咬合力会加速余留磨牙的负担，特别是第一磨牙缺失后影响更大，部分人会因为缺第一磨牙而改变咀嚼习惯。因此，缺失牙后是否种植要考虑的问题很多，除了个人因素外，任何一个因素都不能作为种植修复的决定因素，但一定是必须考虑的因素。如上所述的下颌第二磨牙缺失，当种植第二磨牙可以保护其前面的天然牙时，可以进行过渡性种植。

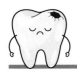

3.22 种牙手术对身体有伤害吗？

种牙目前已是缺失牙后最常用的修复方法，甚至有人称之为镶牙患者的首选。确实，种植牙有它独到的优势，但也存在顾忌，在具体到个人时，简单地把种植定义为镶牙的首选是不当的，至少应该理性地针对个人的具体情况进行判断、选择。

种植体大多为纯钛或钛合金材料，钛属于生物惰性材料，对人体无不良刺激，而且骨还可以长在钛种植体表面。到目前为止，种植体本身对人体无（报道）伤害。但是，种植体毕竟是异物，在满足需要的情况下还是尽量减少用量。目前，关于种植体的力学特性认知比较充分，但关于骨的生物力学认知还不够，因此，关于种植多少种植体合适的问题还没有结论。在还不知道究竟可以承受多少量的情况下，应尽量减少种植体植入量。同时应尽量把首次种植牙的时间往后推，不要过早进行种植牙。

种植手术本身的创伤很小，与拔牙手术相比差不多，甚至术后反应更轻。对于简单的种植，大概就10分钟左右就可以完成基本操作，前前后后大约半个小时足够了。

种植手术比较简单，对身体的伤害有限。种牙过程中，主要是控制温度。在高速种植牙床制备过程中会产热，所以在种植的过程中要通过4℃左右的冷盐水降温。一般而言，牙槽骨在大于42℃的情况下，就可能出现坏死。种植牙的过程中，备洞操作不规范可能使局部温度升高。因此，种植的基本条件或者设备一定要具备。种植牙技术已存在50余年时间，国内积累的资料在30年左右，对种植牙的认识还有时间局限性。一个成熟的技术至少应该经过1~2代人的验证。从近50余年的经验来看，种植是目前最安全最有效的镶牙方法之一。

种牙应合理地选择时间、数量，以减少对骨可能的伤害，但作为一种新的技术，还需要更长的时间观察其对身体所产生的影响。有些人害怕种植手术，其中一部分人是因为拔牙创伤太大，他们要么经历过比较大的复杂的手术，要么经历过不熟手的医生，技术粗糙。当下的主流是微创种植，一方面技术不断成熟，另一方面设备不断更新。种植牙手术造成的损伤很小，大可不必过于担心。

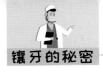

3.23 帕金森患者也可以种牙吗？

帕金森病在医学上又称为"原发性震颤麻痹"，多见于老年人，平均发病年龄60岁左右，这类患者基本失去了生活自理能力。

一位大学教授70多岁了，已患帕金森病20多年，这20多年来，全靠他夫人不离不弃照顾他的衣食起居，然而教授每况愈下的身体状况，更增加了他夫人的照顾难度。特别随着他的牙齿逐一腐烂脱落，他的饮食困难也越来越明显。显然，活动假牙很难满足他的需求。

他的家人几年前接受过种植修复，且他本人也在报纸以及其他媒介中了解到种植牙，所以他表示自己急切需要种植牙。当他第一次到笔者这里诊治，要求种植时，笔者没有答应，因为笔者还没有做过这样的病例，笔者应许患者会查一查这方面的资料。当他第二次就诊，笔者告诉他可以种植时，他的脸上露出了久违的笑容，完成修复后他对笔者说了一声"谢谢"。他的夫人说，这一声"谢谢"，她照顾了他几十年都没有听到过。

这位大学教授种上的牙齿，陪伴他开心地生活了4年，可能是身体以及种植的数量等综合因素影响，他的种植牙使用4年就脱落了，他还有种植的期望和诉求。从技术上看，完全是没有问题的，但他的口腔情况太差，包括卫生等都不能和正常情况比较，而且关键是他的身体状况很差了，一年后他住进了ICU（重症加护病房），这也算是笔者职业生涯的痛，一个牙医不能帮患者解决问题是何等无助。所以，笔者总是在想如果当初在身体条件允许情况下把患者该种植的牙都种植好该多好。

3.24 糖尿病患者也可以种牙吗？

糖尿病当前已成为国人的多发病、常见病。2013年发表于《美国医学会杂志》(The Journal of the American Medical Association) 的一项调查研究表明，中国的糖尿病患病率超过了美国：11.6%的中国成年人患有这种病，美国为11.3%。中国糖尿病人群为1.1亿人左右。此外，20岁以上的人群中，糖尿病前期的比例大约占15.5%，糖尿病患者中仅有40%获得诊断。

糖尿病患者口腔状况一般较差，易发牙周病及龋齿。其口腔黏膜干燥，容易发生溃疡，而且长期不愈合；口腔黏膜易出现白色念珠菌感染。患者牙槽骨骨质疏松，拔牙窝难以愈合、容易感染，一般不轻易施实施拔牙或种植牙等涉及牙槽骨的手术。糖尿病患者基数很大，但又有种植需求，这方面的研究也取得了一定的进展。众多研究报道表明，糖尿病患者种植手术后的长期效果还是可以接受的。

糖尿病患者种植不是绝对禁忌，而是相对禁忌。糖尿病患者可以种植牙，但其风险和注意事项与血糖正常人群有些差异。糖尿病患者需要严格控制感染，术前一天开始服用抗生素；做好术前口腔卫生，包括牙周洁治和牙周病系统治疗；停止吸烟、酗酒等不良习惯；术前的糖化血红蛋白HbA1c < 8%比较安全，同时，要求血糖值比较稳定，不能波动太大；另外，也要注意饮食、睡眠等问题，睡眠不好对种植牙的影响非常大。

糖尿病患者种植后期更加要注意，不要冒了风险种植牙而后期就不控制血糖了。笔者的临床病例中有不少糖尿病患者，在控制血糖的情况下种植牙的远期效果都不错。但糖尿病患者在种植后要更加注重口腔卫生管理，要定期做好牙周维护治疗，同时，在日常生活中，牙龈和牙周健康管理可以做牙龈保健操和三点五步保健。

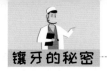
 # 3.25 镶牙后食物嵌塞怎么办？

食物嵌塞即常说的"塞牙"，是一种非常难受、尴尬的事，准确地说，这是口腔的一种病态。但时常有牙医说，他自己也塞牙，没办法处理。这是因为镶牙后食物嵌塞常见，而且还没有什么处理的好办法。镶牙后食物嵌塞的发病率可以在80%以上，所以食物嵌塞人群是一个庞大的群体。

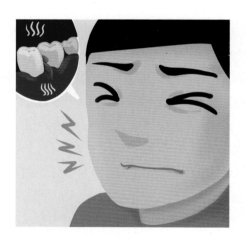

食物嵌塞的原因常见于牙体组织缺损。牙齿松动后，牙体组织缺损可以通过补牙、嵌体或镶牙套解决，但不一定能解决食物嵌塞的问题，因为所修补的牙齿可能有松动，或者邻牙有松动。烤瓷牙崩瓷（图3.25.1）和天然牙近中移动（图3.25.2）是最常见的原因。临床上经常碰到患者对此表示极其不满意，医生应当预先告知患者其食物嵌塞的情况是否有缓解或解决的可能，否则患者可以转诊或不接受当前的处理方案。从发病率来看，镶牙后食物嵌塞极其普遍，可以看成正常现象，但实际上任何人都是不愿接受的。应该把食物嵌塞视为一个疾病来对待，实际上，修复的教科书已经把食物嵌塞定义为咬合病。这种疾病原因不明，因此，各种治疗手段都有，这也从另一个角度反映该疾病的治疗不精准，有点瞎子摸象的感觉。

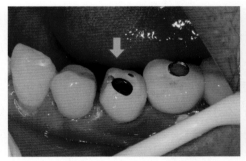

图3.25.1　烤瓷牙近中崩瓷，食物嵌塞发生

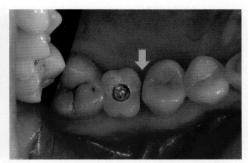

图3.25.2　种植牙前方的天然牙近中移动后与种植牙间产生缝隙

目前，针对食物嵌塞的方法主要是修复邻牙的空隙或者缺损，当然很多情况下以患者自我清洁为主。食物嵌塞的处理方法很多，但真正长期有效的方法不多。处理食物嵌塞需要长期跟踪，目前笔者已取得的一项国家发明专利可用于处理食物嵌塞问题（专利号ZL201710476873.3），并收到了一定的效果，其主要特点是长期跟踪变化并进行适应性修复。笔者发明了一种新型的牙冠制作设计，这种设计把邻接面固定方式改为可以修改方式，大大提高了口腔内操作的可能性，为食物嵌塞提供了很好的解决方案（图3.25.3～3.25.4）。自我

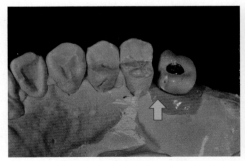

图3.25.3　烤瓷牙的近中崩瓷，食物容易嵌塞

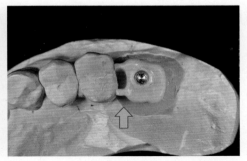

图3.25.4　通过近中槽型设计，防止崩瓷发生，并增加修复机会

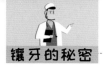

管理是食物嵌塞问题处理的重要途径，一方面可以选择适当的食物及其粗细度等，另一方面可以在咀嚼食物过程中有意识地避免，万一发生了食物嵌塞，需要及时处理。食物嵌塞不仅可引起即刻不适或者疼痛，而且重要的是会加重牙周损伤使牙齿更加松动。

食物嵌塞一般发生在中年以后，青少年偶尔会因龋齿而致食物滞留，真正嵌塞不多见。为什么随着年龄增加会出现食物嵌塞呢？

食物嵌塞的主要原因是牙齿松动，导致牙齿松动的主要原因是牙周病及骨质疏松。不同原因导致的牙齿缺损也是食物嵌塞的重要原因之一。活动牙一般不会引起食物嵌塞，食物滞留的情况相对多；固定桥的主要并发症就是食物嵌塞，有时是邻牙松动，有时是烤瓷牙邻面崩瓷。食物嵌塞大大降低了镶牙的满意度，有时甚至让患者想把所镶烤瓷牙取掉。种植牙之间、种植牙与天然牙之间都会出现食物嵌塞，有时需要重新做烤瓷牙解决问题，但会涉及令人头疼的费用问题。如果重做不久的烤瓷牙再次出现食物嵌塞，那么原因很可能是牙齿松动。为了避免这样的情况，医生需要对近期出现食物嵌塞的原因进行判断。

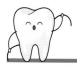

3.26 镶牙后咬颊咬舌怎么办？

镶牙后，口腔里多有异物感，一般需要1~2天时间适应，但如果出现疼痛、咬舌/颊、食物嵌塞等不适症状，一定要及时检查。任何不能适应的变化都需要重视，不要迁就，不要强忍。

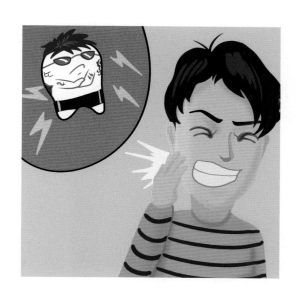

某患者左右下后牙均镶了一颗种植牙，左右反复疼痛。患者以为是发炎了自己买消炎药，吃了近一个月还不见好转，人的精神很差，情绪也很低落。检查发现引起不适的主要原因是咬颊，人们常说的"咬腮帮"。虽然通常镶牙后咬颊的情况比较少，但一旦出现，一定要高度重视。镶牙后偶尔咬颊可能存在，因为长期缺牙后对新的假牙不习惯，但如果频繁咬颊或者镶牙后一周时间内还咬颊，则需要处理。

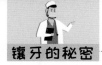

咬舌则是非常难受的一种镶牙并发症，多因为长期缺牙导致口底过浅，有时候要把假牙拆除才能解除咬舌的问题。如果长期不理会咬颊或者咬舌等情况，这种不良刺激可能会引起口腔癌变。有些镶牙破损后露出锋利的边缘，长期刺伤口腔，时间久了，就可能出现癌变，所以，定期检查镶牙是必要的。曾有一戴活动牙的患者，戴活动牙后出现咬颊情况怕麻烦医生就在家里自己用锉子自己锉，但结果是锉子锉后仍然解决不了问题，最后还是要找医生评价假牙是否有问题。

当镶牙后口腔出现问题，不能随便自作主张处理，不要怕麻烦，不要不好意思，只有采用正确的处理方法才能有效地解决问题，不要因此耽误了病情。长期咬颊或咬舌可能导致颊部软组织产生不良病变，但是到目前为止，笔者还没有见到一例因咬颊或者咬舌出现不良病变的情况，因此，也不要过度担心这种情况会在自己身上发生。任何病症发展都有潜伏期和身体信号的变化，只要关注自己身体的变化，且及时处理，还是能岁月静好。

3.27 镶牙后口腔有异味是怎么回事？

人们对于口腔异味的认知和重视程度差异很大。有的人异味很重但不关注，多因周围人提示才开始重视。其实，只要口腔里有食物残渣或者细菌等微生物活动异常都会产生异味。与天然牙一样，镶牙后的异味也常常被忽视，但一旦感觉到口腔有异味，就表明镶牙的状况很可能有异常，需要处理。

异味的来源主要是假牙粘接剂、腐烂的基牙、滞留的食物，以及牙周炎化脓的脓液，还有螺丝固位封口的材料等。不管是粘接固位还是螺丝固位的假牙都会产生异味。假牙粘接剂的味道带有辛辣味，主要是临时粘接材料中的酚类成分所致，持续时间不长，一般为2~3天，对身体无伤害；滞留食物的味

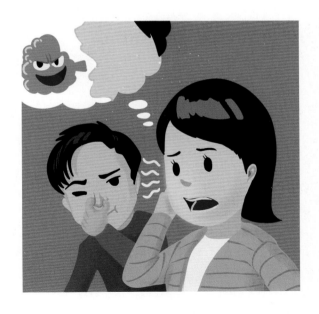

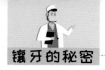

道略显恶臭，令人作呕，这些味道是食物发酵、发臭所致，对身体有伤害。滞留的食物，一定要通过牙线、冲洗器或间隙牙刷清理干净；牙垢也可以发出这样的味道，当日常方法难以清理干净时，要通过牙医或者专业护士进行相应处理。牙周炎化脓的脓病，往往没有得到重视。身体的疾病或健康状况下降，会导致或加重牙周病，牙周长期处于慢性炎症状态，牙周长期有脓液溢出。这些脓液有咸味、臭味，十分恶心，也有些人会习惯这种味道，这是最差的一种状态，必须上医院检查、处理。笔者建议每天做牙龈保健操时可以自检。如果手指轻轻压迫时有疼痛或者酸胀的感觉，就要特别注意了。牙周脓肿产生的异味是疾病的表现，普通食物残渣滞留产生的异味是口腔卫生不良的表现。对大众而言很难分清，所以，一旦异味明显还是要及时就诊。

螺丝固位封口材料容易脱落，这样食物异味加上原有的封口材料异味叠加，其感受可想而知。还有一种异味是身体消化道来源的，或者内脏疾病引起的，所以，异味不能忽视，要引起重视、及时就诊。目前，种植烤瓷牙的保养越来越受到重视，定期护理种植牙势在必行。

Part 4

预防保健篇

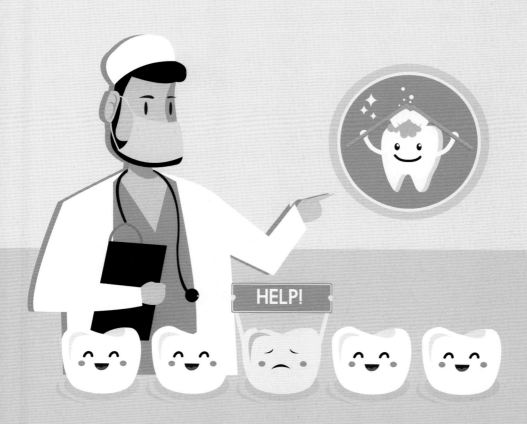

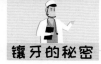

4.1 牙齿的保健与保养

前　一段时间笔者开了9年的车仪表盘显示出现了车辆故障，车发抖，但还可以开动，这样开车心里当然不踏实，而且肯定不能上高速。到4S店检查后，店里的技师开了一个问题清单。清单一看有点像医院的大检查一样。没有办法，只能照单修理。

这辆开了9年的车价值可能就是2万元，可这一次修理要花3000多元，维修成本有些高。但当考虑到开车安全时，笔者也只能无可奈何地接受。站在安全的角度上看时，成本的计算就不仅仅是2万元车价，而是加上了车上人的价值以及危险所造成的伤害成本。牙齿的保健问题何尝不是如此。很多人一口牙齿用了几十年也没有去口腔医疗机构保健过，任其自然发展，等到牙无力或没牙吃饭的时候上口腔医疗机构才发现种牙那么贵，但想到吃不香、嚼不烂时再贵也照单缴费了。

这两者的过程有些相似，人们的态度与细节处理却有些差异。汽车故障有显示，不处理有生命隐患，一旦出现故障显示一般会前往4S店，图方便的话也会选择路边的汽车修理店；牙齿故障显示多为肿痛，不处理或简单处理可能都可以，一般无生命之忧，不一定上口腔医疗机构，可能路边买几粒消炎止痛药就解决了，等到有反复、顽固的疼痛才上口腔医疗机构治疗。相对而言，人们的牙齿保健意识不如行车安全意识强烈，也许有无生命危险正是人们差别对待二者的原因所在。

社会上有人把牙齿健康作为文明社会或者身份的象征，也有人不太注重牙齿健康所表达的身份意义。不同的社会背景、经济地位或工作生活圈等都会影响人们对待牙齿保健的态度。要改变目前人们对待牙齿保健的态度，至少应在以下3个层面着手：

（1）国家机构一定要重视疾病的预防，建立完善的预防机制和防治体系。再多的口腔机构也很难满足一个人口庞大的国家，而且营利导向的医疗机构的过度医疗问题不能不重视。如果医疗机构不是以健康为导向，而是以营利为导向的话，那么民众对医疗机构的诟病可想而知。一个完善的防治体系建立比一个医疗机构建立所需要的知识与资源要庞大得多，且防治体系需要大数据基础，但目前公共数据资源匮乏。

（2）医疗水平需提高。改革开放几十年，国内引进了西方的贵重设备和大量耗材，但更多只是在技术与国际接轨，真正的经验数据被忽视，致使人们对医疗巨大花费和医疗收效的巨大落差非常不满。疾病的很多信号没有被发现，这样也很难处理或预知疾病的发展，以此为基础的预防医疗何以建立？最多也就是最初级的生活行为方式宣教而已。这样的疾病预防体系有时候形同虚设。所以，在人们的观念里，"治未病"不那么被重视。除了中医系统外，从事治未病的医生还不太成型。疾病的发生、发展与转归研究还有待加强。国外的临床资源基础是有限的。国内有庞大的临床资源，但在数据积累方面还有很重要的路要走。一个医生只有有了过硬的临床技能才能取信于民、服务于民。

（3）医疗保险体系需建立健全。"进汽车4S店修车的意识"普及的一个重要方面是汽车保险体系的健全。目前的医保体系已基本建立，但不少人对医保卡的意识仍停留在"医疗专用银行卡"职能上，药店里还有人刷医保卡买生活日用品。医保卡消费项目设置与消费的意义值得商榷，不能一味指责人们没有定期口腔检查的习惯，也不能指责人们没有专卡专用，效果定律[①]在人们使用医保卡上同样存在。因此，核心的问题还是落在医疗干预给实施对象带来的影响。

口腔保健意识的形成与强化应该是口腔健康的一个新学科，问题的逐一解决过程是学科成熟的过程，也是人们不断接受的过程。在执业者与执业对象之间关系建立的基础是信任，而信任是来源于对彼此的认同。很多时候执业者与执业对象之间是各自封闭的。

任何形式的假牙既存在自身损坏的可能，也有损伤口腔内软、硬组织，如

---

①效果定律：或称"效果律"，如果一个动作跟随以情境中一个满意的变化，那么，在类似的情境中这个动作重复的可能性将增加。

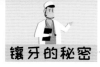

基牙、牙根、舌或口腔黏膜等的可能。口腔内软硬组织的长期损伤可导致组织癌变。而定期检查假牙可早发现这种潜在的慢性损伤，及时消除致损隐患。

定期检查常常以一年为期，实际上，一年期限也并非严格、科学的标准，可能与我们习惯以"年"作为工作生活的时间单位有关。如果把定期检查作为常规行为，那么不定期地检查问题、及时解决则应作为常态行为。口腔内出现不适一定要引起重视，切不可忍。就医学意义而言，"忍"可能导致疾病的迁延或加重。很多急性疾病因为"忍"变成慢性疾病，使身体发生损伤以适应疾病状态。某些疾病是通过机能代偿达到满足功能需要，长期代偿必将导致身体负荷过重，以致身体发生损伤。

定期检查是一种健康习惯，是注重身体保健的表现。有些慢性疾病或者隐秘性变化可能没有引起强烈的身体反应，往往被忽略。定期检查有助于查漏补缺，及时发现身体的病变。一年检查的依据不足。医学上应该制定不同时段机体易发疾病的检查机制，更加有效地保障患者健康权益。普及与推广口腔健康保健理念对人们保持口腔健康功在当代。路很长，至少我们应该在路上。

4.2　可乐雪碧对牙齿有伤害吗？

碳酸饮料（汽水）类产品是指在一定条件下充入二氧化碳气体的饮料。碳酸饮料的主要成分包括碳酸水、柠檬酸等酸性物质，白糖，香料，咖啡因，人工色素等。在这些成分中除糖类能给人体补充能量外，充气的"碳酸饮料"中几乎不含营养素。常见的碳酸饮料一般有可乐、雪碧等。

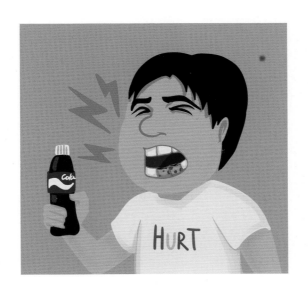

过量饮用碳酸饮料对身体有害。碳酸饮料含磷高，长期过量饮用时身体钙磷比例会失调，使骨折危险增加3倍，运动时增加到5倍，而且会诱发骨质疏松症。饮料中的防腐剂会破坏细胞，引发肝癌或者帕金森病等，同时，也会破坏肠道益生菌，引起肥胖等。碳酸饮料对牙齿的损害最为明显，当口腔环境pH低于5.5时，牙齿会脱矿，而市场上的大部分饮料pH介于2.2～4.9。如果你饮料不离口，就等于把牙齿泡在这样的液体中，慢慢溶解，让牙齿变得更脆弱，易空洞。

　　笔者曾遇到一位年轻患者，刚刚成年就需要镶牙了，原因是他从小就是喝雪碧长大的，他家里有一个小卖铺，自然喝饮料十分方便。随着年龄增加，他的牙齿一块一块地崩裂，大约18岁的时候，牙齿基本上只剩下牙根了，好在牙根的强度还可以用打桩镶牙的方法。另一个例子是一个喝可乐长大的孩子，他23岁时要求种牙。他的情况比喝雪碧的那个男孩就糟糕多了，他的牙冠已经完全被腐蚀掉，剩下的牙根就像豆腐皮一样滞留在口内，这样的情况就只有种植了。尽管做了种植，但效果不会太好，因为他的骨也有明显的吸收，这样的情况种植非常困难。所以，正常的饮食习惯非常重要。笔者认为国人的传统饮食习惯与文化是健康的，几千年的历史也证明了这一点。在接受西方的文化或者饮食习惯的过程中，千万不要过量，不然伤了身子骨还一无所知。

4.3 抽烟熬夜对口腔健康有害吗?

　　个经常熬夜的人身体状况不可能很好，一个抽烟过量的人身体健康可能存在很多隐患。经常有熬夜猝死的报道，不要不发生在自己身上就淡然漠视。人要保持身体健康必须有规律的作息，人体是由精密的生物钟系统控制的，人体的细胞、器官以至各大系统都各有其严格的代谢规律，显然，打破人体的自然规律必然对身体产生伤害。

　　在口腔健康差，缺牙早、缺牙多的患者中，大部分人睡眠不好或者有熬夜习惯。有些是工作性质，有些是不良习惯。对于睡眠不好且年龄大于45岁的女性，牙齿状况更加不好。印象深刻的是一位70多岁的女性患者准备种植，但她的骨头是发臭的，这是极其严重的骨质疏松症，接近骨坏死；另一位经常熬夜看球的70多岁的男性，骨质也明显疏松，呈碎木屑状。这些会严重影响种植牙的成功。一般而言，女性随着年龄增加，要更加注意调理身体。其实，

男性也一样。对于睡眠质量差的情况，要改善睡眠可以寻求专业心理精神医生的意见。上网、刷微信、打麻将等引起的睡眠问题可以通过改掉此类不良习惯来改善。男性抽烟的较多，一般每天超过20支烟就被世界卫生组织定义为嗜烟，是种植牙的相对禁忌证。在笔者的临床工作中，曾碰到一位每天抽80支烟的缺牙患者，年龄不到50岁，其种植

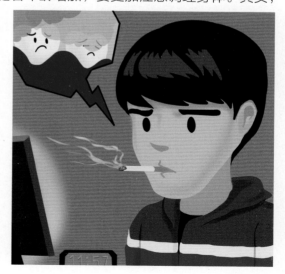

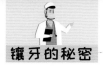

牙的风险可想而知。对缺失牙群体而言，要想让自己花钱镶的牙使用更久，健康的生活习惯是非常重要的。切不可把口腔健康寄托在种植牙或其他假牙上，镶牙再好也没有天然牙好。既然天然牙会脱落，种植牙就更有可能脱落。因此，生活中一定要有所顾忌，放纵是健康的敌人。

　　年轻人千万不要认为自己年轻，身体不错。实际上，任何事情都有一个积累的过程，任何伤害都会留下痕迹。只有始终坚持良好的生活习惯，才能不留病根。任何事物都有一个度，而且也要尊重个体差异。不要因为身边的人经常熬夜或者抽烟却身体好，而放纵自我。别人的成功往往很难复制，而别人的失败往往具有传染性。做事把握度非常重要，对控与失控的把握往往是一个人幸福的关键。

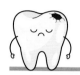

4.4 种植牙的健康关键是什么？

植牙技术在我国经历近20年的快速发展已非常成熟，种植牙修复方式已被众多缺牙患者接受和认可。2017年国内种植牙总量已接近200万颗，如果按5年内1%的失败率算，国内每年就有4000颗失败的种植牙；一旦我国人均（13亿）种植一颗牙时，每年将有260万颗失败种植牙。如此庞大的数据，不能不引起从业人员和相关职能部门的注意和思考！

在患者接受种植牙时，患者最关心的一个问题就是种植牙能用多久？健康的种植牙是医生与患者共同关心的问题。健康的种植牙在患者看来就是没有肿痛或不适，具备咀嚼功能的；在医生看来是没有炎症、骨吸收或松动等的。健康是一个整体概念，健康的种植牙与全身健康密不可分；健康又有局部的表达特征，种植牙的健康又与医生的操作、患者卫生维护及口腔条件等因素有关。那么，健康的种植牙藏着哪些密码呢？

首先，种植牙的健康需要以身体健康为基础。身体健康状况与口腔健康状况息息相关，很多系统性疾病都与口腔疾病有关，如糖尿病患者牙周炎发病率高，骨质疏松患者牙齿容易松动等；长期服用糖皮质激素类、二磷酸盐类以及放化疗类等药物可引起骨质破坏；与外胚叶和中胚叶发育有关的部分遗传性疾病直接引起牙齿和颌骨发育缺陷或不足，如牙釉质发育不良、掌跖角化—牙周破坏综合征等。另外，失眠对种植牙的健康影响非常大，特别是女性患者。如果身体健康状况较差的患者选择种植牙，那么其种植牙健康状况会比较差。

其次，健康的种植牙需要良好的生活、工作习惯保障，这是最容易被忽略的。从生活习惯来看，长期饮用碳酸饮料或苏打水、熬夜、抽烟或者不刷牙的患者牙齿健康状态很差，种植牙的健康状况也同样受到影响；从工作状况看，压力大或者突发生活事件对牙周和种植牙的健康带来很大不利作用；从职业看，作家、船员、夜班人员等经常熬夜的人牙周状况以及种植牙的健康状况不太好。良好的生活习惯、适度的工作压力、适当的运动，以及健康的饮食对全身健康和种植牙健康起到重要作用。

再次，种植牙医生的设计与操作水平有一定的影响。研究表明，5年以上种植经验医生种植牙的成功率比低于5年种植经验的医生的成功率高。种植医生一般都需要相对准入条件以保障患者的权益。种植医生对种植适应证、合适种植体的选择、种植位点是否最佳，以及种植修复设计等掌握的程度对种植的远期效果有影响。种植医生个性化较强，不同的种植医生种植方案差异较大、种植手术操作也不同，因此，种植患者常常发现不同医生的方案不一样，但这些差异与种植牙健康结果不一定有直接关系。

最后，患者对种植牙的认知和维护也非常重要。有些患者不重视天然牙的健康，认为种植牙是一劳永逸的方法，故要求把天然牙都拔除再种植；或者认为种植牙是金属或者陶瓷材料不需要刷牙清洁；或者种植后不定期复诊检查等，这些都是不利于种植牙健康的。种植牙相对天然牙更需要清洁，种植牙的清洁包括专业间隙刷清洗和冲洗器冲洗。当患者发现种植牙有异味时，可能是由于滞留的食物发酵或者种植体周围有化脓，需要及时复诊检查。有时在临床发现种植牙患者5年以上都没有复诊检查，等出现了种植牙松动才检查，这种情况常常是需要拔除种植体了。

全身健康与种植牙的健康密切相关，相互影响。种植牙的健康问题思考一直在路上，种植技术在不断进步，种植的成功率在不断提升。国内种植牙的发展速度很快，而且国内种植的基数大，因此，就临床经验而言，国内种植医生比国外医生的临床经验更丰富，患者选择国内种植医生种植完全可以放心。种植牙是生命中的一部分，种植牙的生命周期与人的生命周期需要整体考虑，不断提高种植牙的生命周期是医生与患者共同追求的目标，医患同心是健康维系的根本。

4.5 牙龈保健操怎么做？

牙龈保健操是针对牙龈进行的按摩护理。一般在刷牙后进行，没有刷牙的情况下也可以完成。具体的做法：①清水漱口；②右手食指放入左侧上下牙齿外侧根部依次来回按摩，再用拇指按摩内侧约1～2分钟，清水漱口；③左手做同样的反侧按摩，清水漱口。牙龈保健操在饭后进行或者其他时间也可以。洗澡时也非常适合做牙龈保健操。

牙龈保健操的重要作用在于通过牙龈按摩促进了牙龈血液循环，手指挤压时可把龈沟内滞留的分泌物挤出来，并通过清水漱口清除。慢性牙周病的龈沟内多有滞留的脓液，对此，牙龈保健操的作用非常明显。在完成牙龈保健操后，口腔的感觉可能比刷牙后还良好。牙龈保健操还可以及时发现口腔内可能的病变。如果有触及疼痛或者表面不光滑的情况，应该引起重视。如果从发现不适到继续做牙龈保健超一周还没有好转，就要上医院进行专科检查。其实，每天做牙龈保健操实际上是给自己做了健康检查。一个人的身体出了问题大都会引起身体不适或者异常情况，口腔健康出了问题也同样会给出提示，有时候这些提示也许只是习以为常的情绪反应。但大多数人只对疼痛反应重视，而对不适、生活习惯的改变、情绪变化或者性情变化则不以为意。

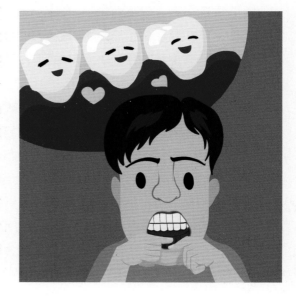

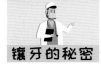

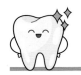

4.6 叩齿吞津有利于牙齿保健吗？

据文献记载，1400多年前梁武帝时期的医家陶弘景，年近八旬，牙齿完好，身体健壮，他的主要保健方法就是叩齿法。他认为"齿为筋骨之余"，叩齿则筋骨健壮，精神爽利。乾隆皇帝是清朝在位最久、寿命最长的皇帝，他的长寿秘诀之一也为"齿宜常叩"。

叩齿：早晨醒来后，先不说话，心静神凝，摒弃杂念，全身放松，口唇微闭，心神合一，闭目，然后使上下牙齿有节奏地互相叩击，铿锵有声，次数不限。刚开始锻炼，可轻叩20下左右，随着锻炼的不断进展，可逐渐增加叩齿的次数和力度，一般为36下为佳。唐代名医孙思邈主张"清晨叩齿三百下"。明朝有位长寿者叫冷谦，史载活了150岁，他的长寿经验就是"每晨睡醒时，叩齿三十六遍"。宋朝文学家苏东坡也有叩齿健身的习惯。他曾说："一过半夜，披上上衣面朝东南，盘腿而坐，叩齿三十六下，当会神清气爽。"力度可根据牙齿的健康程度量力而行。此为完成一次叩齿。

吞津：从传统中医养生之道来看，叩齿结束，要辅以"赤龙搅天地"，即叩齿后，用舌头在口腔内贴着上下牙床，牙面搅动，用力要柔和自然，先上后下，先内后外，搅动36次，可按摩齿龈，改善局部血液循环，加速牙龈部的营养血供。当感觉有津液（唾液）产生时，不要咽下继续搅动，等唾液渐渐增多后，以舌抵上腭部以聚集唾液，鼓腮用唾液含漱（鼓漱）数次，最后分3次徐徐咽下（咽津）。以上为完整一次的"叩齿吞津保健法"，每当做时以10次为佳。一天当中早、中、晚各叩齿10次，多做更佳，其中早晨叩齿最重要，因为人经过一夜休息，牙齿会有些松动，此时叩齿既巩固牙龈和牙周组织，又兴奋了牙神经、血管和牙髓细胞，对牙齿健康大有好处。

笔者有一个小小的思考：叩齿可能主要针对平时用牙不够的个体，这一群体的食物比较精细，牙齿咀嚼完成不了对颌骨的功能刺激，故而需要叩齿完成。如果长期咀嚼比较硬质的食物，叩齿的活动已经足够，作用就没有那么明显。如果平时的食物结构精细，则叩齿是必要的。但长期叩齿或者过度叩齿对牙齿本身也有破坏作用，所以，笔者认为牙齿保健还是以平时的饮食为主。

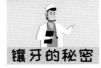

 ## 4.7 口腔辅助清洁工具有哪些？

临床上经常会碰到这样的情况，医生检查后告诉患者口腔卫生不好，患者很委屈地回道："我每天都有认真刷牙啊，为什么还是没刷干净呢？"

如果留意，咱们会发现不管天然牙还是假牙，在口内都有5个面（上表面、外表面、内表面以及相邻牙齿间的左右两面）。而我们传统的牙刷，不管手动牙刷还是电动牙刷，一般都只能清洁到外表面、内表面和上表面3个面，2个邻面是牙刷无法深入进行清洁的。所以我们需要一些辅助的工具来进行邻间隙的清洁。

现在市面上有关的邻间隙的清洁工具主要有牙线、牙缝刷和冲牙器（水牙线）等。牙线是目前应用最为广泛的清洁工具，价格也较为便宜。但是使用牙

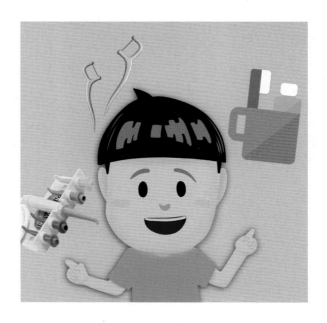

线需要一定的技巧，使用前应在医师的指导下进行相应练习。由牙周病导致牙缝变大或者口内进行了联冠修复的患者，可以根据牙缝的大小选用相应型号的牙缝刷进行牙缝的清洁。冲牙器作为一种较新的口腔清洁工具，其工作原理是通过压力产生的超细高压水柱，有效清洁牙齿表面、牙间隙和龈沟等区域，同时可以促进牙龈组织的血液循环，起到按摩牙龈的作用。虽然冲牙器使用简单方便，但是缺点在于普遍体积较大，不便于随身携带。

出于口腔的日常维护需要，除了牙刷以外，应该根据自身情况选择上文所列举的1~2种专业的邻间隙清洁工具，形成完整的牙齿清洁流程，让我们的牙齿洗个"全身澡"。更重要的是，口腔健康的维护关键在于坚持，不管选择哪种清洁工具，坚持长期使用才能达到事半功倍的效果。

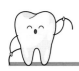

4.8 中老年人为什么要随身带上牙线?

年龄增加,人的牙齿也随之开始松动,食物嵌塞就成了中老年人生活的日常现象,久而久之,一些人习以为常,一些人则寻求解决方案。实际上,食物嵌塞已被定义为咬合病,其治疗是有意义的。目前食物嵌塞原因不清,所以治疗就不太精准,其治疗方法比较多,治疗效果不是特别显著,行内有一种"治疗疲劳"。于是,牙线成了处理食物嵌塞的重要工具。

在以往的认知中多把牙线作为处理食物嵌塞的工具是局限了它的作用。研究发现青少年蛀牙主要发生在咬合面和邻面上部,而中老年人牙齿龋坏主要发生在邻面的下部即根面。这主要源于中老年人牙龈萎缩,牙齿根面暴露,食物残渣容易嵌塞或者滞留,进而引起大量细菌积聚导致蛀牙。常见的牙刷主要清洁牙齿的内外两面,而牙齿的邻接面普通牙刷不能清洁。间隙刷则可以帮助清洁邻接面,但其操作和清洁的作用也有限。间隙刷从外面往里刷比较容易,但内侧面清洁就不够完美。另一方面,间隙刷的标准规格不一,而且邻牙间隙大小不一,限制了间隙刷的使用。牙线的适用性则非常好,牙线可以环绕牙齿的一个侧面,比较完整地完成牙齿侧面的清洁,且牙线携带非常方便。就牙齿邻面清洁来说,牙线有不可替代的作用。

目前的牙线多带有持把,使用方便,但不建议用持把头捅牙齿间隙。在使用牙线过程中,如果偶尔发现牙齿酸软或者牙龈出血,可以密切观察;如果频频发现牙齿酸软或者牙龈出血,则表示需要口腔专科治疗。在使用牙线清理后,最好做牙龈的按摩,牙龈保健操或者三点五步保健更好。

4.9 三点五步口腔保健是什么？

人到中年，不仅身体机能开始下降，口腔疾病也相继出现，这表明全身健康与口腔健康有着紧密联系。实际上，口腔健康与全身健康息息相关，相辅相成。口腔保健离不开全身保健，孤立二者后果可想而知。

随着年龄的增加，特别是到了中年，各方面事业压力大多增加。这个阶段个人的自我调整和控制就显得非常重要。工作的压力需要自我调整，不良习惯一定要摒弃。要保障身体与口腔的健康，有三点非常重要（图4.9.1）。

图 4.9.1 《有医说医·口腔健康之三点五步法》视频

第一点就是睡眠问题。有些人认为自己精力好，熬夜没有关系，实际上人的身体是有生物节律的，不规律的生活会破坏生物钟，从而使生物内分泌系统紊乱。平时常说的植物神经系统紊乱就是典型的生物节律破坏。一旦出现神经紊乱情况，人的情绪以及精力等都会受到很大影响。失眠是一种被动熬夜情况，非常常见，对人的伤害非常大。有人常年服用安眠药，安眠药低水平掩盖了睡眠问题，但身体的伤害仍然存在。目前睡眠问题医学上还没有很好的理解，所以个人的自我调整尤为重要。

第二点是饮食习惯。口腔是需要一定功能刺激的，食物的质地非常重要，常年进软食使口腔的咀嚼功能降低、身体系统功能下降，继而导致身体经受外部刺激的能力下降，很容易受伤。饮食习惯还涉及营养平衡等问题。饮食习惯要符合身体变化的要求，不同年龄阶段要求也会有不同。从小就要树立良好的饮食习惯，不要过度饮用碳酸饮料非常重要，不要怕吃硬一点的食物会把牙齿弄坏。

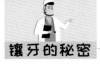

第三点是口腔保健工作。随着年龄增加，口腔保健的内容和方式会发生变化。青少年阶段，口腔保健主要以刷牙为主，因为牙与牙之间完全由牙龈包绕，食物残渣或者细菌等不能进入这个区域，而随着年龄增加，牙龈退缩，两颗牙之间的缝隙就暴露出来，这时候仅仅靠牙刷是很难清理干净的，必须使用牙线和冲洗工具。要做好口腔牙齿保健，有五步非常关键：①常规刷牙；②牙线剔牙缝，建议用带有手柄的牙线；③用配好漱口水的口腔冲洗器冲洗牙缝隙；④按摩牙龈，这一步非常重要，在按摩牙龈过程中不仅可以促进牙龈局部血液循环，还可以检查牙龈是否异常；⑤清水漱口。这一套步骤完成的时间在6分钟左右，根据自己的情况，可以进行时间上调整。这五步的任何一步都有作用，不可轻易省略。

三点五步保健是非常重要而且有效的口腔保健方略。实施一周就会有明显改善，常年坚持，对口腔健康和全身健康必然发挥重要积极影响。

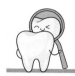

4.10 人生如棋局，牙齿保健亦如博弈

笔者从事镶牙工作20余年，所镶之牙不计其数，而随着时间的沉淀与思想意识的升华，最深的感触就是要活在当下，最切肤的认识就是要好好珍惜自己的牙齿。千年前孔子赐教曾子"身体发肤，受之父母，不敢毁伤，孝之始也"，与毛主席"身体是革命的本钱"的思想遥相呼应。牙齿也是身体的重要器官，珍惜牙齿，意义重大。

人类的牙齿与象棋棋子一样，其数相均、其局相似、其术相通。中国象棋32子，两边均16个；全口牙齿32颗，上下各16颗，何其一致。棋子有将、

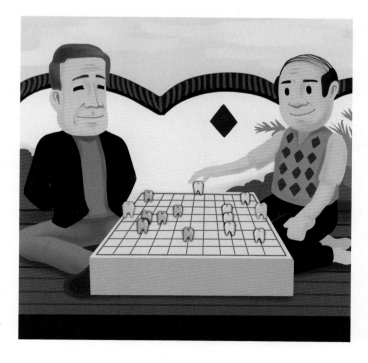

士、象、马等，牙齿有切牙、尖牙、磨牙等。棋子不同，作用异样；牙齿不同，功能迥异，何其相似。象棋以楚河汉界把棋子分两边，口腔以咬合平面将牙齿分上下两列。棋子有路径和行走规则，牙齿也有相应运动轨迹。"兵"只能往前或平行行走，回不到原位，同样地，牙齿一旦萌出到位，也一天天不断磨损。"车、马、炮"由于己方的帅位危机而迂回，便难取对方帅位，只能求得苟延残喘，如同病牙难以咀嚼食物力求治疗，但终究难复当年之用。"相、士"围在帅位周围不离不弃，就像牙齿之间咬合接触一样，虽只是牙齿运动轨迹的很小一部分，但至关重要，因为这是功能接触。每个棋子缺一不可，当然，每颗牙齿也都不可或缺。试想对弈的一方少了棋子会怎样？同样，对颌的一边少了牙齿又会怎样？

　　牙齿这盘棋对弈的双方是牙齿的主人和牙医，这好像是棋的主人在设局。显然，如果棋子为32个，此局为全局；如果不足32个，则为残局。如果对弈的双方均是高手，棋子不会轻易丢弃，对弈时间会很长，且和局的可能性非常大；如果对弈的双方平庸或一方平庸，则可能一方丢盔弃甲，三下五除二就定出胜负。牙的主人必须很重视牙齿，有一定的保健知识才能算高手，找到好的牙医才能是高手对弈。一个不重视自己牙齿的主人找再好的牙医也不能保住自己的牙齿，同样，一个很重视自己牙齿的主人找到一个庸医也会让你早早进入残局游戏。棋局里"一着不慎，满盘皆输"，牙齿保健何尝不是如此！一个不恰当的治疗可能毁掉牙齿，有些人为了牙齿美观不惜磨损牙齿戴上烤瓷牙，不过10年，相应牙病接踵而至，最后只得拔除病牙，棋局进入残局。虽然镶牙可以弥补残局，但残局已定，不过亡羊补牢而已。镶牙分活动牙、固定桥和种植牙。活动牙与固定桥好像是丢了棋子仍坚持下完此局，而种植牙好像在悔棋。不管哪一方丢了棋子，都会举步艰难，棋子环环相扣，牙齿息息相关。棋子丢失越多，则愈加顾此失彼；牙齿拔除越多，镶牙则愈加困难。

　　棋局可复，但人生难以复局。牙齿拔除后不可能再长出来，所以，牙齿的棋就此一局。这局棋伴你一生，当你老去时还有棋子，可谓一盘没有下完的棋；当你早早掉完牙齿，你可能只能看别人对弈。虽然旁观者清，但观棋不语何等痛哉！喻牙以棋，愿诸位重视牙齿保健，爱护牙齿，同时，切不可病笃乱投医，枉"齿"一生，悔恨终生！

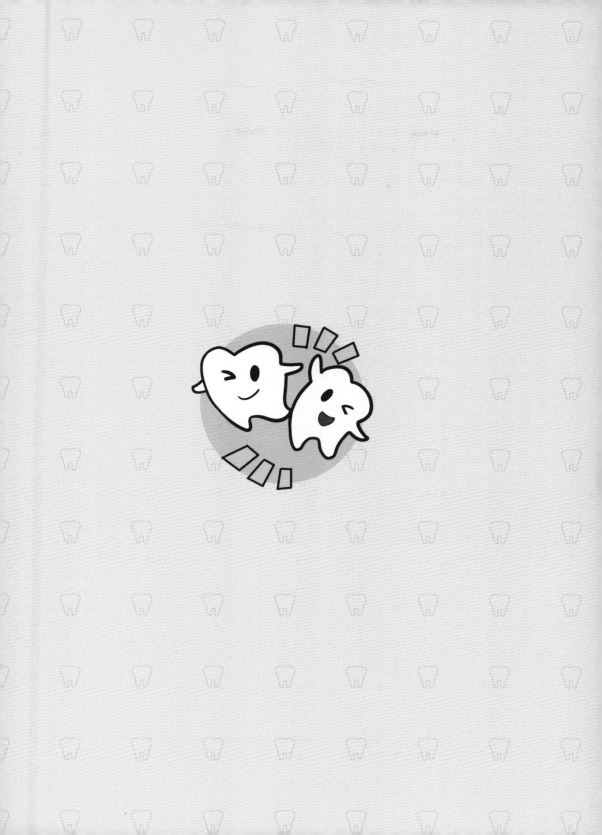